Sabine Schulz

Vorbereitung auf die Praktische Prüfung
Zahnmedizinische Fachangestellte

35 Fälle mit Situationsbeschreibungen
Ausführliche Lösungen zu den Handlungsschritten

2. Auflage

Bestellnummer 82005

■ Bildungsverlag EINS

Die in diesem Werk aufgeführten Internetadressen sind auf dem Stand der Drucklegung 2008. Die ständige Aktualität der Adressen kann vonseiten des Verlages nicht gewährleistet werden. Darüber hinaus übernimmt der Verlag keine Verantwortung für die Inhalte dieser Seiten.

Die in diesem Produkt gemachten Angaben zu Unternehmen (Namen, Internet- und E-Mail-Adressen, Handelsregistereintragungen, Kontonummern, Steuer-, Telefon- und Faxnummern und alle weiteren Angaben) sind i. d. R. fiktiv, d. h., sie stehen in keinem Zusammenhang mit einem real existierenden Unternehmen in der dargestellten oder einer ähnlichen Form. Dies gilt auch für alle Kunden, Lieferanten und sonstigen Geschäftspartner der Unternehmen wie z. B. Kreditinstitute, Versicherungsunternehmen und andere Dienstleistungsunternehmen. Ausschließlich zum Zwecke der Authentizität werden die Namen real existierender Unternehmen und z. B. im Fall von Kreditinstituten auch deren Bankleitzahlen, IBAN- und BIC-Codes verwendet.

Bildquellenverzeichnis
BARMER GEK, Berlin: S. 23_1 u. 2
Deutscher Sparkassen Verlag GmbH, Stuttgart: S. 51, 74_1, 96
Kassenzahnärztliche Vereinigung Schleswig-Holstein, Kiel: S. 91

service@bv-1.de
www.bildungsverlag1.de

Bildungsverlag EINS GmbH
Ettore-Bugatti-Straße 6-14, 51149 Köln

ISBN 978-3-427-82005-5

© Copyright 2014: Bildungsverlag EINS GmbH, Köln
Das Werk und seine Teile sind urheberrechtlich geschützt. Jede Nutzung in anderen als den gesetzlich zugelassenen Fällen bedarf der vorherigen schriftlichen Einwilligung des Verlages.
Hinweis zu § 52a UrhG: Weder das Werk noch seine Teile dürfen ohne eine solche Einwilligung eingescannt und in ein Netzwerk eingestellt werden. Dies gilt auch für Intranets von Schulen und sonstigen Bildungseinrichtungen.

Vorwort

Mit Einführung der neuen Prüfungsordnung wird in der praktischen Prüfung von den Schülerinnen erwartet, dass sie in der Lage sind, eine vorgegebene Situation komplett zu erfassen und zu präsentieren. In der Prüfungsordnung heißt es: Die Prüflinge sollen bei der Bearbeitung ganzheitlicher und an der Praxis orientierter Vorgänge zeigen, dass sie betriebliche Zusammenhänge erkennen und praxisgerechte Lösungen entwickeln und aufzeigen können. Bei der Lösung der Prüfungsaufgaben wird selbstständiges Planen, Durchführen und Kontrollieren gefordert.

Dies stößt häufig auf große Probleme. Selbst nach dreijähriger Ausbildungszeit sind viele Schülerinnen nicht in der Lage, die täglich in der Praxis durchgeführten Behandlungen auch verbal zu erklären. Ziel dieses Buchs ist es, hierbei Hilfestellung zu leisten. Behandlungsassistenz, kassenzahnärztliche oder private Abrechnung, Röntgen, Verwaltung und Betreuung des Patienten sollen vom Empfang bis zur Verabschiedung zu einer Präsentation zusammengefügt werden.

Die Aufgabenstellungen basieren schwerpunktmäßig auf den Lernfeldern **4, 5, 8, 10, 11** und **12**. In jeder Beschreibung werden übergreifend auch Probleme aus den anderen erarbeiteten Lernfeldern angesprochen. Anders als bei der Prüfung werden hier bei jeder Aufgabe die angesprochenen Lernfelder genannt.

Besonderheiten:

Bei der Abrechnung wurden die abrechnungstechnischen Richtlinien der KZV/ZÄK Schleswig-Holstein zugrunde gelegt. Abweichende Richtlinien der anderen Bundesländer müssen ggf. beachtet werden.

Im Rahmen der Neuordnung der GOZ sind diverse Leistungen analog zu berechnen. Da es jeder Praxis selbst überlassen ist, welche Positionen sie in Ansatz bringt, wird in der Lösung nur §6,1 angegeben.

In den Beschreibungen wird bei der Anästhesielegung generell „Betäubung" angegeben, da die Regelversorgung im Unterkiefer (UK) die Leitungsanästhesie und im Oberkiefer (OK) die Infiltrationsanästhesie ist. Bei der prothetischen Versorgung wird bei Totalprothesen bzw. stark reduziertem Gebiss keine Funktionsabformung angegeben. Die Schülerinnen müssen in der Lage sein, dies in der Abrechnung umzusetzen.

Es wird davon ausgegangen, dass Handschuhe, Mundschutz, Schutzbrille generell bereitgelegt werden und generell vor Behandlungsbeginn eine hygienische Händedesinfektion, bei chirurgischen Eingriffen eine chirurgische Händedesinfektion, vom Praxisteam vorgenommen wird. Dies wird daher bei den Lösungen nicht besonders erwähnt.

Abrechnungstechnisch sollen nur die entsprechenden Positionsnummern (nicht die Abkürzungen) sowohl bei konservierenden/chirurgischen als auch bei allen anderen abrechenbaren Leistungen angegeben werden, da ein Eintrag auf dem Erfassungsschein bzw. Heil- und Kostenplan (HKP), PA-Antrag zu viel Zeit in Anspruch nehmen würde.

Inhaltsverzeichnis

Vorwort 3

Tipps zur Prüfung 6

Fälle mit Situationsbeschreibungen und Handlungsschritten

LF4: **Kariestherapie begleiten** 7
Fall 1: Mehrflächige Amalgamfüllung (GV) 7
Fall 2: Eckenaufbau, parapulpäre Stifte (PV) 8
Fall 3: Kunststofffüllung im Seitenzahnbereich mit Mehrkostenberechnung (GV) .. 9
Fall 4: Kunststofffüllung im Seitenzahnbereich, parapulpäre Stifte bei Amalgamallergie (GV) 10
Fall 5: Inlaypräparation (indirektes Verfahren, PV) 11

LF5: **Endodontische Behandlungen begleiten** 12
Fall 1: Behandlung einer Caries profunda (GV) 12
Fall 2: Eröffnete Pulpa (PV) 13
Fall 3: Pulpotomie (GV) 14
Fall 4: Wurzelbehandlung beginnend mit Devitalisation (GV) 15
Fall 5: Wurzelbehandlung beginnend mit Vitalexstirpation (GV) 16
Fall 6: Gangränbehandlung (GV) 17

LF8: **Chirurgische Behandlungen begleiten** 18
Fall 1: Entfernen eines einwurzeligen Zahnes und Zystenoperation (GV) 18
Fall 2: Entfernen eines mehrwurzeligen Zahnes und MAV (GV) 19
Fall 3: Entfernen eines tief zerstörten/tief frakturierten Zahnes (PV) 20
Fall 4: Serienextraktion und Alveolotomie (GV) 21
Fall 5: Serienextraktion und Alveolotomie (PV) 22
Fall 6: Entfernen eines Zahnes durch Aufklappung (GV) 23
Fall 7: Entfernen eines verlagerten und retinierten Zahnes (GV) 24
Fall 8: Wurzelspitzenresektion und Zystenoperation (PV) 25
Fall 9: Wurzelspitzenresektion und Nachblutung (GV) 26
Fall 10: Osteotomie und Zystenoperation (GV) 27

LF10: **Behandlung von Erkrankungen der Mundhöhle und des Zahnhalteapparates** 28
Fall 1: Geschlossene Kürettage (GV) 28
Fall 2: Offene Kürettage (PV) 30

LF11: **Prophylaxemaßnahmen planen und durchführen** 31
Fall 1: Individualprophylaxe (GV) 31
Fall 2: Individualprophylaxe (PV) 32

LF12: **Prothetische Behandlungen begleiten** 33
Fall 1: Einzelkronen und Aufbaufüllung (GV) 33
Fall 2: Einzelkronen (PV) 34
Fall 3: Vollverblendete Einzelkronen (GV) 35
Fall 4: Partielle Prothese (GV) 36
Fall 5: Brückenersatz (GV) 37
Fall 6: Brückenersatz (PV) 38

Fall 7:	Totale Prothese und Cover-Denture-Prothese (GV)	39
Fall 8:	Wurzelstiftkappen und Cover-Denture-Prothese (PV)	40
Fall 9:	Geschiebe-Arbeit (PV)	41
Fall 10:	Gefräste Konuskronen und partielle Prothese (GV)	42

Lösungen ... 43

LF 4
Fall 1 ... 43
Fall 2 ... 46
Fall 3 ... 48
Fall 4 ... 50
Fall 5 ... 52

LF 5
Fall 1 ... 54
Fall 2 ... 56
Fall 3 ... 58
Fall 4 ... 60
Fall 5 ... 63
Fall 6 ... 65

LF 8
Fall 1 ... 67
Fall 2 ... 69
Fall 3 ... 71
Fall 4 ... 73
Fall 5 ... 75
Fall 6 ... 77
Fall 7 ... 79
Fall 8 ... 80
Fall 9 ... 82
Fall 10 ... 84

LF 10
Fall 1 ... 86
Fall 2 ... 88

LF 11
Fall 1 ... 90
Fall 2 ... 93

LF 12
Fall 1 ... 95
Fall 2 ... 97
Fall 3 ... 99
Fall 4 ... 101
Fall 5 ... 103
Fall 6 ... 105
Fall 7 ... 107
Fall 8 ... 109
Fall 9 ... 111
Fall 10 ... 113

Tipps zur Prüfung

Vielfach wird von den Schülerinnen verkannt, dass es sich bei dieser Prüfung um den Abschluss der Ausbildungszeit und somit um einen wichtigen Tag in ihrem Leben handelt. Sie ignorieren, dass Kleidung und äußeres Erscheinungsbild dem Anlass entsprechen sollten. Es macht keinen guten Eindruck, wenn die Kandidatin Kaugummi kauend oder im Sommer mit leichtem Top, Shorts und Freizeitschuhen (Flip-Flops) den Prüfungsraum betritt.

Häufig wird auch die Begrüßung des Prüfungsausschusses vergessen, der die Schülerinnen an diesem Tag zum ersten Mal sieht. Ein sicheres und offenes Auftreten stimmt alle positiver.

Prüfungsvorbereitung

Im Vorbereitungsraum finden die Schülerinnen alle für sie wichtigen Instrumente, Materialien, Vordrucke, Formulare, Abrechnungshilfen Bema/GOZ, Taschenrechner.

Jede Schülerin zieht eine Aufgabe (Situationsbeschreibung). Für die Vorbereitung hat sie 30 Minuten Zeit. In dieser Zeit kann sie ihre Aufgabe bearbeiten, Instrumente und Materialien bereitlegen sowie sich ggf. Notizen machen. Nach dieser Zeit wird die Schülerin in den Prüfungsraum geführt, um dem Prüfungsausschuss die Lösung ihrer Aufgabe zu präsentieren.

Da es sich um eine Präsentation der Behandlungsassistenz handelt, ist es sinnvoll, alle Instrumente und Materialien in chronologischer Reihenfolge vor dem Prüfungsausschuss auszulegen. In der Praxis müssen die Instrumente ja auch so für die entsprechende Behandlung bereitgelegt werden.

Fälle mit Situationsbeschreibungen und Handlungsschritten

LF 4: Kariestherapie begleiten

Fall 1: Mehrflächige Amalgamfüllung (GV/LF 2, LF 3, LF 4, LF 6, LF 10)

Situationsbeschreibung

Herr Klaus Müller kommt heute zu Ihnen in die Praxis. Er ist Mitglied einer gesetzlichen Krankenkasse.
Bei der eingehenden Untersuchung (die letzte 01 war vor 5 Monaten) wird festgestellt, dass Zahn 37 kariös ist. Da Herr Müller schon mehrere Amalgamfüllungen hat, soll keine alternative Füllung gelegt werden. Um sicherzugehen, dass die anderen Zähne kariesfrei sind, wird noch eine OPG-Aufnahme angefertigt.
Der Zahn wird mit Betäubung präpariert und anschließend mit einer m. o. b. Amalgamfüllung versorgt, es werden 2 parapulpäre Stifte eingebracht. Da das Zahnfleisch sehr empfindlich ist und stark blutet, muss eine übermäßige Papillenblutung gestillt werden.
In derselben Sitzung wird noch Zahnstein entfernt und das entzündete Zahnfleisch medikamentös behandelt.
Begleiten Sie den Patienten von der Begrüßung bis zur Verabschiedung.

ZBA

Stellen Sie Instrumente und Materialien für die gesamte Behandlung zusammen und schildern Sie den Behandlungsablauf.

Abrechnung

Rechnen Sie die erbrachten Leistungen ab.

Röntgen

1. Welche Aufgabe hat ein Röntgenpass?
2. Ein Röntgenfilm ist nach dem Entwickeln zu dunkel, woran kann das liegen?
3. Wie ist ein Röntgenfilm aufgebaut?

Hygiene

Was ist beim Umgang mit Amalgam zu beachten? Berichten Sie über Pflege und Wartung der Antriebe.

Verwaltung

Der Patient Klaus Müller bezahlt bar eine Rechnung über 294,80 EUR (für Zahnbehandlung). Stellen Sie ihm bitte eine Quittung über diesen Betrag aus. Geben Sie ihm bitte einen Kontrolltermin in 4 Tagen.

Fall 1: Mehrflächige Amalgamfüllung (GV)

Fall 2: Eckenaufbau, parapulpäre Stifte (PV/LF 2, LF 3, LF 4, LF 6, LF 10)

Situationsbeschreibung

Die Patientin Ina Schulz kommt heute zum ersten Mal zur Behandlung. Sie ist mit dem Fahrrad gestürzt und hat sich Zahn 11 abgeschlagen. Ina Schulz ist bei der DKV versichert.
Nach eingehender Untersuchung und kurzer Beratung wird eine Sensibilitätsprüfung vorgenommen (+).
Der Zahn wird geröntgt (nur Fraktur im oberen Drittel des Zahnes, keine Pulpabeteiligung).
Zur weiteren Behandlung wird die Einstichstelle oberflächlich betäubt, eine Betäubung (2 Einstiche) gesetzt und exkaviert. Der Zahn wird mit 3 parapulpären Stiften versorgt. Eine Matrize wird angelegt. Es erfolgt ein mesialer Eckenaufbau (SÄT). Die Behandlung findet unter Kofferdam statt.
Begleiten Sie die Patientin von der Begrüßung bis zur Verabschiedung.

ZBA

Stellen Sie Instrumente und Materialien für die gesamte Behandlung zusammen und schildern Sie den Behandlungsablauf. Gehen Sie bitte besonders auf die SÄT ein.

Abrechnung

Rechnen Sie den Behandlungsfall ab.

Röntgen

1. Wie schützen Sie die Patientin vor Röntgenstrahlen?
2. Welche Eigenschaften haben Röntgenstrahlen?
3. Der Röntgenfilm weist einen gelblich-grünen Schimmer auf, woran kann das liegen?

Hygiene

Sie sollen 3 Liter einer 3,5 %igen Lösung herstellen. Wie viel Konzentrat, wie viel Verdünner benötigen Sie?

Verwaltung

Für Ina Schulz, geb. 10.03.97, wohnhaft Schulstr. 7 in 25421 Pinneberg, sollen Sie ein Arzneimittelverordnungsblatt über 10 Paracetamol-Tabletten ausstellen. Legen Sie das Verordnungsblatt zur Unterschrift vor.

Fall 2: Eckenaufbau, parapulpäre Stifte (PV)

Fall 3: Kunststofffüllung im Seitenzahnbereich mit Mehrkostenberechnung (GV/LF 2, LF 3, LF 4, LF 6, LF 10)

Situationsbeschreibung

Patient Peter Zimmer kommt heute zur Behandlung, da er eine Füllung verloren hat. Nachdem die letzte eingehende Untersuchung erst 3 Monate zurückliegt, erfolgt nur eine kurze Untersuchung und Beratung des Patienten, bei der festgestellt wird, dass die Füllung an Zahn 36 fehlt (d. o. b.).
Nach Aufklärung durch den Zahnarzt über mögliche Füllungsmaterialien entscheidet sich der Patient für eine Kunststofffüllung, für die er eine Mehrkostenvereinbarung unterschreibt.
Der Zahn wird geröntgt und eine Sensibilitätsprüfung vorgenommen. Die Behandlung findet unter Betäubung statt.
Begleiten Sie den Patienten von der Begrüßung bis zur Verabschiedung.

ZBA

Stellen Sie Instrumente und Materialien für die gesamte Behandlung zusammen und schildern Sie den Behandlungsablauf. Gehen Sie bitte besonders auf verschiedene Füllungsmaterialien ein.

Abrechnung

Rechnen Sie den Behandlungsfall ab.
Berechnen Sie die Mehrkosten für diese Füllung.
Fiktiver Punktwert Bema 0,50 EUR; Faktor GOZ 2,3

Hygiene

Sie kümmern sich nach der Behandlung um die gebrauchten Instrumente. Beschreiben Sie den Instrumentenkreislauf.

Röntgen

1. Wie kann man die Bildqualität eines Röntgenbildes verändern?
2. Wie lange müssen die Aufzeichnungen und die Röntgenbilder des Patienten aufbewahrt werden?
3. Da Zahn 36 geröntgt wird, wie finden Sie den unteren 6-er Punkt, um diesen Zahn genau einstellen zu können?

Verwaltung

Der Patient möchte die Mehrkosten sofort bar bezahlen. Stellen Sie ihm eine Quittung aus.

Fall 4: Kunststofffüllung im Seitenzahnbereich, parapulpäre Stifte bei Amalgamallergie (GV/LF 2, LF 3, LF 4, LF 6, LF 10)

Situationsbeschreibung

Frau Agnes Mielke, versichert bei der DAK-Gesundheit, kommt in diesem Quartal zum ersten Mal in die Sprechstunde.
Bei einer kurzen Untersuchung mit anschließender Beratung wird festgestellt, dass Zahn 14 d. o. pal. kariös ist. Die Sensibilitätsprüfung ist positiv.
Es wird u. a. bei der Patientin Zahnstein entfernt und eine Mundbehandlung durchgeführt. Zahn 14 wird betäubt, exkaviert und erhält, da bei Frau Mielke eine Amalgamallergie nachgewiesen wurde, eine Kunststofffüllung.
Begleiten Sie die Patientin von der Begrüßung bis zur Verabschiedung.

ZBA

Bereiten Sie Instrumente und Materialien für diese Behandlung vor und schildern Sie den Behandlungsablauf.

Abrechnung

Rechnen Sie diesen Behandlungsfall ab.

Hygiene

Durch welche Methoden können Instrumente sterilisiert werden? Beschreiben Sie Vor-/Nachteile. Wie können Sie feststellen, ob Instrumente bereits sterilisiert wurden?

Röntgen

1. Wie entstehen Röntgenstrahlen?
2. Wie sollen unbelichtete Röntgenfilme aufbewahrt werden?
3. Welche Aufgabe haben Filter beim Röntgen, wo findet man sie, aus welchem Material können sie sein?

Verwaltung

Sie haben für die Praxis Instrumente bestellt. Die Rechnung vom ..., Rechnungsnummer 187, lautet auf 673,85 EUR. Wie viel muss überwiesen werden, wenn 3 % Skonto abgezogen werden?
Füllen Sie den Überweisungsträger mit dem heutigen Datum unterschriftsfertig aus.
Der Betrag geht an die Firma Paulsen, IBAN DE 24 200300001223445667 BIC EURO DE 23 PIN.
Kontoinhaber ist Dr. Max Wilhelm, IBAN DE222305103022344455667, bei der Sparkasse Südholstein

Fall 5: Inlaypräparation (indirektes Verfahren, PV/LF 2, LF 3, LF 4, LF 6, LF 10)

Situationsbeschreibung

Der Patient Emil Groß war in diesem Quartal schon einmal zur Behandlung in der Praxis. Herr Groß ist bei der DKV versichert.
Es wurde bereits eine eingehende Untersuchung mit kurzer Beratung vorgenommen, Vitalitätsprüfung der Zähne 13, 27 sowie Röntgenaufnahmen.
Der Patient kommt heute wieder zur Behandlung, da an Zahn 27 eine Inlaypräparation (m. o. d.) vorgenommen werden soll. Die Behandlung findet nach erfolgter Oberflächenanästhesie der Einstichstelle unter Betäubung (2 Einstiche) statt. Die Kavität wird provisorisch verschlossen.
In einer späteren Sitzung wird das Keramikinlay unter Betäubung (1 Einstich), in Adhäsivtechnik und unter Kofferdam eingesetzt.
Begleiten Sie Herrn Groß von der Begrüßung bis zur Verabschiedung.

ZBA

Bereiten Sie Instrumente und Materialien für die Behandlung vor. Schildern Sie den Behandlungsablauf. Für das Inlay wird eine Abformung im indirekten Verfahren genommen.

Abrechnung

Rechnen Sie die gesamte Behandlung ab.

Hygiene

Wie verfahren Sie mit gebrauchten Instrumenten?
Was wird nach der Behandlung alles desinfiziert?

Röntgen

1. Wie ist ein Atom aufgebaut?
2. Welche Besonderheit weist der intraorale Röntgenfilm auf?
3. Welchen Einfluss hat die Temperatur auf den Entwicklungsvorgang?

Verwaltung

Die ZFA Thea Fröhlich bestellt im Dentaldepot Abformmaterialien. Bei Abnahme von 5 Packungen (785,– EUR) erhält der Zahnarzt 2,5 % Rabatt. 3 % Skonto erhält er, wenn die Zahlung innerhalb von 10 Tagen erfolgt. Wie viel muss der Zahnarzt überweisen, wenn er zu diesen Konditionen einkauft?

LF 5: Endodontische Behandlungen begleiten

Fall 1: Behandlung einer Caries profunda (GV/LF 2, LF 3, LF 4, LF 5, LF 6, LF 10)

Situationsbeschreibung

Die Patientin Sabine Mathis kommt heute zu Ihnen in die Praxis zur Behandlung.
Sie ist bei einer gesetzlichen Krankenkasse versichert.
Da die Patientin mehr als 7 Monate nicht in Behandlung war, wird eine eingehende Untersuchung vorgenommen. Auf der angefertigten OPG-Aufnahme wird festgestellt, dass an Zahn 44 (m. o. und bucc.) eine tiefe Karies vorhanden ist. Unter Betäubung werden an dem Zahn 2 Kavitäten präpariert, beide Kavitäten sind sehr tiefgehend, werden medikamentös versorgt und erhalten definitive Füllungen.
Nach der Betäubung wundert sich die Patientin, dass die gesamte Unterkieferhälfte „taub" ist. Erklären Sie der Patientin bitte, woran das liegt.
Begleiten Sie die Patientin von der Begrüßung bis zur Verabschiedung.

ZBA

Stellen Sie Instrumente und Materialien für die gesamte Behandlung zusammen und schildern Sie den Behandlungsablauf.

Abrechnung

Rechnen Sie diesen Behandlungsfall ab.

Hygiene

Sie sollen die Desinfektionslösung erneuern. Es sollen 2 Liter einer 3 %igen Lösung hergestellt werden. Wie viel Konzentrat, wie viel Verdünner müssen Sie nehmen?

Röntgen

1. Wie wird die Patientin für eine OPG-Aufnahme positioniert?
2. Zu welcher Art Röntgenaufnahmen gehört die OPG-Aufnahme?
3. Wie können Sie sicherstellen, dass Sie als ZFA beim Röntgen keiner Strahlung ausgesetzt sind?

Verwaltung

Sie sollen alte Unterlagen entsorgen:
– Karteikarten ohne Röntgenaufzeichnungen
– Durchschriften der Arbeitsunfähigkeitsbescheinigungen
– Aufzeichnungen über die Belehrung des Röntgenpersonals
Welche Vorschriften müssen Sie dabei beachten?

Fall 2: Eröffnete Pulpa (PV/LF 2, LF 3, LF 4, LF 5, LF 6, LF 10)

Situationsbeschreibung

Herr Peter Kurz, versichert bei der Debeka, kommt heute zur Weiterbehandlung in die Praxis. Die eingehende Untersuchung mit kurzer Beratung, Röntgenaufnahme von Zahn 25 (tiefe Karies) sowie Vitalitätsprüfung des Zahnes (+) und Entfernen von Zahnstein 43–34 erfolgten in einer vorangegangenen Sitzung.
Bei der heutigen Behandlung ergibt sich folgender Behandlungsablauf: Betäubung der Einstichstellen durch Oberflächenanästhesie, Betäubung des Zahnes bucc. und pal. Bei der anschließenden Kavitätenpräparation wird die Pulpa punktförmig eröffnet, es erfolgt die medikamentöse Versorgung der blutenden Pulpa mit anschließendem definitivem Verschluss (d. o. Füllung).
Begleiten Sie den Patienten von der Begrüßung bis zur Verabschiedung.

ZBA

Stellen Sie Instrumente und Materialien für die gesamte Behandlung zusammen und schildern Sie den Behandlungsablauf.

Abrechnung

Rechnen Sie die gesamte Behandlung ab.

Hygiene

Sie sollen Ihrer neuen Auszubildenden erklären, was in der Praxis alles desinfiziert werden muss. Dabei soll ihr u. a. erklärt werden, was mit einer Desinfektion erreicht werden soll.

Röntgen

1. Wie entstehen Röntgenstrahlen?
2. Was geschieht mit den Röntgenaufnahmen bei der Entwicklung?
3. Röntgenaufnahmen sind zu hell, welche Fehler können aufgetreten sein?

Verwaltung

Die ZFA Dorothea Schulz ist heute in der Praxis ausgerutscht und hat sich den Fuß verstaucht. Welche Formulare müssen umgehend ausgefüllt werden?
Da sie starke Schmerzen hat, wird ihr ein Rezept über die kleinste Menge Novalgintropfen ausgestellt, überprüfen Sie anhand der Verordnung, ob die Auszubildende alles richtig gemacht hat.
Dorothea Schulz, geb. 30.03.67, Schulstr. 7, 22523 Hamburg, vers. bei der BKK Mobil Oil, Vers.-Nr. 223345678000, Krankenkassen-Nr. 2345789, Gesundheitskarte gültig bis 12/15

Fall 3: Pulpotomie (GV/LF 2, LF 4, LF 5, LF 6, LF 10, LF 11)

Situationsbeschreibung

Die 7-jährige Sina Schwarz kommt heute zu Ihnen zur Behandlung, sie ist in einer gesetzlichen Krankenkasse familienversichert.
Bei der eingehenden Untersuchung wird festgestellt, dass Zahn 36 bereits tief zerstört ist. Die Patientin weist große Putzdefizite auf. Nach Sensibilitätsprüfung (+) und Röntgenaufnahme des Zahnes (das Wurzelwachstum ist noch nicht abgeschlossen) wird die erkrankte, vitale Kronenpulpa unter Betäubung abgetragen. Nach medikamentöser Versorgung, Einbringen von 2 parapulpären Stiften und definitiver Füllung (m. o. bucc), wird die Patientin entlassen. Begleiten Sie die Patientin von der Begrüßung bis zur Verabschiedung.

ZBA

Stellen Sie Instrumente und Materialien für die gesamte Behandlung zusammen und schildern Sie den Behandlungsablauf.

Abrechnung

Rechnen Sie den Behandlungsfall ab.

Prophylaxe

Erklären Sie der Patientin und ihrer Mutter, wie wichtig Zahnpflege ist.

Röntgen

1. Wie müssen Sie die Patientin setzen, um den unteren 6-er korrekt einstellen zu können?
2. Wie lange muss die Röntgenaufnahme dieser Patientin aufbewahrt werden?
3. Woran erkennen Sie, wie ein Folienfilm in die Mundhöhle eingebracht werden muss?

Verwaltung

Die Mutter des Kindes, Frau Dora Schwarz, hat für 37,50 EUR Mundhygieneartikel gekauft. Berechnen Sie die Mehrwertsteuer und stellen Sie dann eine Quittung aus.

Fall 4: Wurzelbehandlung beginnend mit Devitalisation (GV/LF 2, LF 3, LF 4, LF 5, LF 6, LF 10)

Situationsbeschreibung

Patient Peter Müller kommt heute erstmals in diesem Quartal mit Schmerzen zu Ihnen in die Praxis. Die eingehende Untersuchung wurde vor 3 Monaten vorgenommen.
Nach kurzer Beratung und symptombezogener Untersuchung an Zahn 24 wird der Zahn geröntgt (apic. o. B.), eine Sensibilitätsprüfung vorgenommen (+) und betäubt.
Da die Behandlung sehr schmerzhaft ist, entschließt sich der Behandler, ein Medikament zur Devitalisation einzubringen. In einer weiteren Sitzung wird der Zahn eröffnet, die abgetötete Wurzelpulpa entfernt, eine Röntgenmessaufnahme gemacht, es werden die Wurzelkanäle aufbereitet und die Wurzelfüllung gelegt. Nach der Röntgenkontrollaufnahme der Wurzelfüllung wird der Zahn mit einer definitiven Füllung verschlossen (d. o.).
Der Patient erhält eine Arbeitsunfähigkeitsbescheinigung für den heutigen Tag.
Begleiten Sie den Patienten von der Begrüßung bis zur Verabschiedung.

ZBA

Stellen Sie Instrumente und Materialien für die gesamte Behandlung zusammen und schildern Sie den Behandlungsablauf.

Abrechnung

Rechnen Sie alle Sitzungen ab.

Hygiene

Neben der Praxishygiene spielt die persönliche Hygiene eine große Rolle. Was müssen Sie an sich selber beachten?

Röntgen

1. Welche intraoralen Röntgenaufnahmetechniken kennen Sie? Berichten Sie über die einzelnen Aufnahmetechniken.
2. Regelmäßig soll die Entwicklerflüssigkeit kontrolliert werden. Welche Abstände schreibt die RöV vor?
3. Wie lange müssen die Aufzeichnungen aufbewahrt werden?

Verwaltung

Stellen Sie bitte Herrn Peter Müller, geb. 03.07.60, wohnhaft Bergstr. 7, 25436 Uetersen, Vers.-Träger DAK-Gesundheit, Gesundheitskarte gültig bis 10/22, Vers.-Nr. 123456789000, Kassennummer 2345678, Vertragsarztnummer 2275, eine Arbeitsunfähigkeitsbescheinigung für den heutigen Tag aus. Befund: Dolor an Zahn 24
Legen Sie die AU zur Unterschrift vor.

Fall 5: Wurzelbehandlung beginnend mit Vitalexstirpation (GV/LF 2, LF 3, LF 4, LF 5, LF 6, LF 10)

Situationsbeschreibung

Der Patient Torsten Heinemann, versichert bei der Signal Iduna, kommt heute zum ersten Mal in diesem Quartal in die Praxis. Es erfolgt eine symptombezogene Untersuchung des Zahnes 15. Die durchgeführte Vitalitätsprüfung ist positiv. Der Zahn wird geröntgt, betäubt (2 Einstiche) und die gesamte vitale Pulpa entfernt. Der Zahn hat 2 Wurzelkanäle. Röntgenmessaufnahme, Wurzelkanalaufbereitung, Wurzelfüllung, Röntgenkontrollaufnahme der Wurzelfüllung sind die weiteren Behandlungsschritte. Der Zahn erhält 3 parapulpäre Stifte und eine dreiflächige definitive Füllung.
Begleiten Sie den Patienten von der Begrüßung bis zur Verabschiedung.

ZBA

Stellen Sie Instrumente und Materialien für die gesamte Behandlung zusammen und schildern Sie den Behandlungsablauf.

Abrechnung

Rechnen Sie diesen Behandlungsfall ab.

Hygiene

Ihr Chef überlegt, einen Thermodesinfektor anzuschaffen. Beraten Sie ihn, indem Sie Vor- und Nachteile gegenüberstellen.

Röntgen

1. Welche Angaben enthält der Röntgenpass?
2. Was passiert mit den Elektronen an der Anode?
3. Welche Besonderheit weist die Rechtwinkeltechnik auf?

Verwaltung

Es sollen 6 Mundspiegel zum Stückpreis von 18,60 EUR gekauft werden. Die Firma Dental Line gewährt 3 % Skonto. Wie hoch ist der Gesamtpreis?

Fall 6: Gangränbehandlung (GV/LF 2, LF 3, LF 4, LF 5, LF 6, LF 10)

Situationsbeschreibung

Patient Heiner Klein, Mitglied bei der DAK-Gesundheit, geb. 27.05.75, wohnhaft Buchenweg 3, 25421 Pinneberg, kommt heute mit Schmerzen an Zahn 34 zur Behandlung.
Nach eingehender Untersuchung und Beratung (die letzte eingehende Untersuchung liegt 2 Monate zurück), Röntgenaufnahme des Zahnes und Sensibilitätsprüfung (−), wird der Zahn eröffnet und nur mit Watte verschlossen.
In einer 2. Sitzung wird eine Röntgenmessaufnahme gemacht. Der Zahn hat 2 Wurzelkanäle, die aufbereitet werden, eine medikamentöse Einlage wird eingebracht, die noch einmal gewechselt wird.
Nach einer Woche kommt der Patient zur Wurzelfüllung. Es wird noch eine Röntgenkontrollaufnahme der Wurzelfüllungen gemacht und der Zahn m. o. ling. mit einer definitiven Amalgamfüllung versorgt. Zur Sicherung der Füllung werden 2 parapulpäre Stifte eingebracht.
Begleiten Sie den Patienten von der Begrüßung bis zur Verabschiedung.

ZBA

Stellen Sie für diese Behandlung die Instrumente und Materialien zusammen und schildern Sie den Behandlungsablauf.

Abrechnung

Rechnen Sie die Behandlung ab.

Hygiene

Wie läuft die hygienische Händedesinfektion ab und wie häufig muss sie durchgeführt werden?

Röntgen

1. Erklären Sie die Begriffe mesial- und distalexzentrisch. Wann werden diese Aufnahmen angefertigt?
2. Wie finden Sie den oberen 6-er Punkt?
3. Was versteht man unter Energiedosis?

Verwaltung

Der Patient erhält gegen die Schmerzen ein Rezept über 10 Thomapyrin-Tabletten. Legen Sie das Rezept zur Unterschrift vor.
Krankenkassennummer: 2463121, Versichertennummer: 334522789000, Vertragsarztnummer: 2234, Gesundheitskarte gültig bis 08/19

LF 8: Chirurgische Behandlungen begleiten

Fall 1: Entfernen eines einwurzeligen Zahnes und Zystenoperation (GV/LF 2, LF 3, LF 6, LF 7, LF 8, LF 10)

Situationsbeschreibung

Der Patient Manfred Hansen, GKV-Patient, kommt heute erstmalig in diesem Quartal zur Behandlung. Die letzte eingehende Untersuchung fand im Vorquartal statt.
Bei Herrn Hansen soll Zahn 15 extrahiert werden und gleichzeitig eine Zyste entfernt werden. Herr Hansen möchte von Ihnen wissen, was eine Zyste ist.
Zur Kontrolle wird noch eine Röntgenaufnahme gemacht.
Nach Beratung und Aufklärung setzt der Behandler die Betäubung. Plötzlich wird der Patient unruhig und hyperventiliert.
Nach dem Zwischenfall wird die Behandlung fortgeführt und der Zahn sowie die Zyste vollständig, ohne weitere Komplikation, entfernt.
Zur Sicherheit wird noch eine weitere Röntgenaufnahme nach der Extraktion angefertigt. Herr Hansen erhält eine Arbeitsunfähigkeitsbescheinigung für den heutigen Tag.
Begleiten Sie den Patienten von der Begrüßung bis zur Verabschiedung.

ZBA

Stellen Sie Instrumente und Materialien für die Behandlung zusammen und schildern Sie den Behandlungsablauf. Gehen Sie bitte auf den Zwischenfall ein.

Abrechnung

Rechnen Sie den Behandlungsfall ab.

Hygiene

In jeder Praxis wird ein Hygieneplan geführt. Was wird darin eingetragen, wer ist dazu berechtigt?

Röntgen

1. Wozu dient die Blende?
2. Wie kontrollieren Sie, ob die Dunkelkammerleuchte in Ordnung ist?
3. Aus welchem Grund fertigt man eine Aufbissaufnahme an?
   Wie wird der Film eingelegt?

Verwaltung

Der Patient erhält eine AU für den heutigen Tag. Stellen Sie diese aus und legen Sie sie zur Unterschrift vor.
Manfred Hansen, geb. 16.04.64, Bogenstr. 91; 25462 Halstenbek.
Mitglied bei der TK, Vers.-Nr. 223456789000, Gesundheitskarte gültig bis 02/20, Krankenkassennummer 2463993, Vertragsarztnummer 3456.
Diagnose: Zustand nach chirurgischem Eingriff

Fall 2: Entfernen eines mehrwurzeligen Zahnes und MAV (GV/LF 2, LF 3, LF 6, LF 8, LF 10)

Situationsbeschreibung

Die Patientin Tine Schmidt, eine GV-Patientin, kommt heute in die Praxis.
Nach der eingehenden Untersuchung und einer OPG-Aufnahme soll Zahn 16, da er nicht mehr erhaltungswürdig ist, noch in derselben Sitzung extrahiert werden. Nach der Betäubung erfolgt die Extraktion. Zur Kontrolle wird eine Röntgenaufnahme angefertigt.
Um sicherzugehen, dass es zu keiner Komplikation gekommen ist, macht der Behandler einen Nasenblasversuch, der sich als positiv erweist.
Begleiten Sie die Patientin von der Begrüßung bis zur Verabschiedung.

ZBA

Stellen Sie Instrumente und Materialien für die Behandlung zusammen und schildern Sie den Behandlungsablauf. Gehen Sie bitte dabei auch auf die Komplikation ein. Welche Möglichkeit hat der Behandler, den Defekt zu beheben?

Abrechnung

Rechnen Sie den Behandlungsfall ab.

Hygiene

Sie stellen fest, dass Desinfektionsmittel für die Hände- und Instrumentendesinfektion bestellt werden müssen. Welche Anforderungen stellt man an Desinfektionsmittel, die in der Zahnarztpraxis eingesetzt werden?

Röntgen

1. Aus welchem Grund wird eine Bissflügelaufnahme gemacht? Wie sieht der Röntgenfilm für diese Aufnahme aus?
2. Eine Röntgenaufnahme ist zu dunkel geworden. Welche Fehler liegen hier vor?
3. Welche Röntgenaufnahmen zählen zu den extraoralen Röntgenaufnahmen?

Verwaltung

In der Praxis gibt es verschiedenfarbige Arzneimittelverordnungsblätter. Welche Bedeutung haben die Farben? Wie lange sind die einzelnen Formulare nach der Ausstellung gültig?

Fall 3: Entfernen eines tief zerstörten/tief frakturierten Zahnes (PV/LF 2, LF 3, LF 5, LF 6, LF 8, LF 10)

Situationsbeschreibung

Die Patientin Sabine Münch, versichert bei der DKV, kommt heute in Ihre Praxis zur Behandlung. Da eine eingehende Untersuchung bereits im Vorquartal vorgenommen wurde, erfolgt heute nur eine symptombezogene Untersuchung an Zahn 44 und eine kurze Beratung.
Die Röntgenaufnahme zeigt, dass der Zahn tief zerstört ist. Der Zahn soll extrahiert werden. Die Einstichstelle wird mit einer Oberflächenanästhesie betäubt; nach der anschließenden Leitungsanästhesie wird zusätzlich noch eine Infiltrationsanästhesie gelegt (verzögerter Wirkungseintritt). Der tief zerstörte Zahn wird entfernt (270 Punkte) und anschließend noch eine Röntgenkontrollaufnahme gemacht.
Begleiten Sie die Patientin von der Begrüßung bis zur Verabschiedung.

ZBA

Stellen Sie Instrumente und Materialien für die Behandlung zusammen und schildern Sie den Behandlungsablauf. Gehen Sie bitte auf den Inhalt und den Umgang mit einem Notfallkoffer ein, der in jeder Praxis vorhanden sein sollte.

Abrechnung

Rechnen Sie den Behandlungsfall ab.

Hygiene

Wie läuft die chirurgische Händedesinfektion ab?

Röntgen

1. Welche Personen dürfen in der Zahnarztpraxis **keine** Röntgenaufnahmen vornehmen?
2. Ein Röntgenbild wurde nachträglich belichtet, was müssen Sie kontrollieren?
3. Welche Aufgabe hat die Zwischenwässerung beim Entwicklungsvorgang?

Verwaltung

Stellen Sie heute für die Patientin Sabine Münch, geb. 25.06.70, Feuerstr. 7, 25421 Pinneberg, ein Rezept über die kleinste Menge Ibuprofen-Tropfen aus.

Fall 4: Serienextraktion und Alveolotomie (GV/LF 2, LF 3, LF 6, LF 8, LF 10)

Situationsbeschreibung

Der Patient Peter Müller (GV-Patient) kommt heute in Ihre Praxis zur Behandlung. Bei der letzten eingehenden Untersuchung im Vorquartal wurde festgestellt, dass die Zähne 16, 15, 14 und 24 (der einwurzelig ist) extrahiert werden müssen. Es erfolgt Aufklärung und Beratung durch den Zahnarzt. Zur Kontrolle werden noch Röntgenaufnahmen gemacht.
Nach Betäubung werden die Zähne ohne Komplikation extrahiert. Da der Alveolarfortsatz sehr scharf ist, wird er zusätzlich geglättet.
Begleiten Sie den Patienten von der Begrüßung bis zur Verabschiedung.

ZBA

Legen Sie Instrumente und Materialien bereit und schildern Sie den Behandlungsablauf.

Abrechnung

Rechnen Sie den Behandlungsfall ab.

Hygiene

Nach der neuesten Hygieneverordnung wird eine Klassifizierung der zu desinfizierenden Dinge vorgenommen. Wonach richtet sich diese?

Röntgen

1. Was ist ein Strahlendosimeter, wo wird es eingesetzt?
2. Welche Eigenschaften haben Röntgenstrahlen?
3. Wie schützen Sie den Patienten vor unnötiger Strahlenbelastung?

Verwaltung

Stellen Sie auf Ihren Namen eine Banküberweisung aus: Sparkasse Südholstein BIC Euro DE 22 PIN
Überwiesen werden: 35,80 EUR an das Versandhaus Witt in Weiden RN 379
IBAN DE 25 230330010 012345678
BIC CENT DE G5 PIN
Ihre IBAN DE 22 230510300 0234456778
Geben Sie Herrn Müller einen Kontrolltermin in 4 Tagen für 11:00 Uhr.

Fall 5: Serienextraktion und Alveolotomie (PV/LF 2, LF 3, LF 6, LF 8, LF 10)

Situationsbeschreibung

Ludwig Thoma, versichert bei der Debeka, kommt heute zur Behandlung.
Es erfolgt eine eingehende Untersuchung mit kurzer Beratung, es wird eine OPG-Aufnahme beider Kiefer gemacht, zusätzlich an Zahn 24 eine Einzelbildaufnahme.
Nach Betäubung der Einstichstelle durch Oberflächenanästhesie werden die Zähne 16, 15 (2-wurzelig), 14 und 24 (tief zerstört) durch Infiltrationsanästhesien (je 2 Einstiche) betäubt. Es wird eine 2. Infiltrationsanästhesie gelegt: verzögerter Wirkungseintritt. Nach den Extraktionen wird der Alveolarfortsatz geglättet.
Begleiten Sie den Patienten von der Begrüßung bis zur Verabschiedung.

ZBA

Legen Sie Instrumente und Materialien für die Behandlung bereit und schildern Sie den Behandlungsablauf.

Abrechnung

Rechnen Sie den Behandlungsfall ab.

Hygiene

Wie verfahren Sie mit gebrauchten Instrumenten nach einem chirurgischen Eingriff?
Was müssen Sie dabei alles beachten?

Röntgen

1. Welche Organe oder Gewebe sind besonders strahlenempfindlich?
2. Wie sollen unbelichtete Röntgenfilme aufbewahrt werden?
3. Was versteht man in der zahnärztlichen Praxis unter dem Kontrollbereich, wer darf sich darin aufhalten?

Verwaltung

Sie sollen 3 Packungen Röntgenfilme für OPG-Aufnahmen bestellen. 10 Packungen kosten 485,90 EUR. Sie erhalten 3 % Skonto. Wie viel kosten die Röntgenfilme also insgesamt?

Fall 6: Entfernen eines Zahnes durch Aufklappung (GV/LF 2, LF 3, LF 6, LF 8, LF 10)

Situationsbeschreibung

Die Patientin Martina Mustermann (GV-Patient), versichert bei der BEK, kommt heute zur Behandlung. Eine eingehende Untersuchung wurde bereits im Vorquartal vorgenommen. Bei der damaligen OPG-Aufnahme wurde festgestellt, dass Zahn 45 nicht mehr erhaltungswürdig ist.
Nach kurzer Beratung und Einzelaufnahme des Zahnes wird Zahn 45 betäubt. Bei dem Extraktionsversuch bricht der Zahn ab und kann nur noch durch Osteotomie entfernt werden. Nach erfolgter Behandlung wird noch eine Röntgenkontrollaufnahme des Operationsgebietes gemacht. Verschluss der Wunde durch 3 Nähte.
Begleiten Sie die Patientin von der Begrüßung bis zur Verabschiedung.

ZBA

Stellen Sie Instrumente und Materialien für die Behandlung zusammen und schildern Sie den Behandlungsablauf. Welche Verhaltensregeln geben Sie der Patientin nach der Extraktion?

Abrechnung

Rechnen Sie die Behandlung ab.

Hygiene

Sie sollen 4 Liter einer 3%igen Desinfektionslösung herstellen. Wie viel Konzentrat, wie viel Verdünner benötigen Sie?

Röntgen

1. Welche Filmformate verwenden Sie für:
   - Einzelzahnaufnahmen
   - Aufbissaufnahmen
   - Bissflügelaufnahmen
   - OPG
   - Fernröntgenaufnahmen?
2. Wie viele Zähne sind normalerweise auf einem Röntgenbild (Größe 3 × 4 cm) abgebildet?
3. Erläutern Sie den Unterschied zwischen einer Bissflügelaufnahme und einer Aufbissaufnahme.

Verwaltung

Die Patientin übergibt Ihnen die Gesundheitskarte zum Einlesen. Überprüfen Sie die Karte.
Zu welcher Krankenkassengruppe gehört diese Krankenkasse?

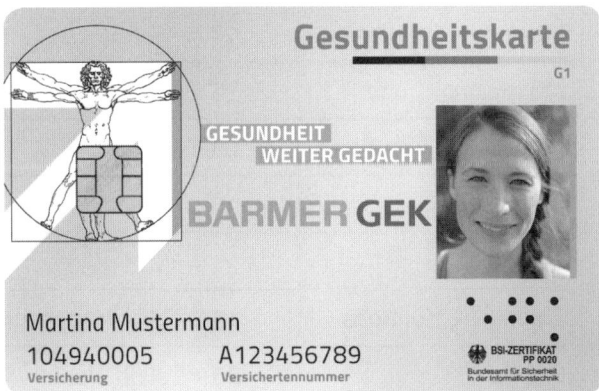
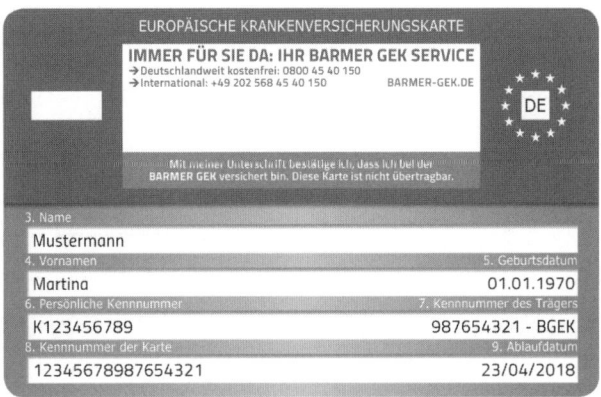

Fall 7: Entfernen eines verlagerten und retinierten Zahnes (GV/LF 2, LF 3, LF 6, LF 7, LF 8, LF 10)

Situationsbeschreibung

Zu Quartalsbeginn wurde bei dem Patienten Peter Meier, versichert bei der AOK Nordwest, eine eingehende Untersuchung vorgenommen. Bei der damaligen Untersuchung wurde eine OPG-Aufnahme erstellt, auf der Zahn 38 als verlagert und retiniert zu erkennen war.
Heute soll der Zahn entfernt werden. Auf dem Anamnesebogen hat der Patient Herzprobleme angegeben. Es seien bereits mehrfach Angina-Pectoris-Anfälle aufgetreten. Achtung: hier ist besonders auf das verwendete Betäubungsmaterial einzugehen.
Nach Extraktion des Zahnes wird die Wunde mit 2 Nähten verschlossen, ein Streifen wird gelegt.
Begleiten Sie den Patienten von der Begrüßung bis zur Verabschiedung.

ZBA

Stellen Sie Instrumente und Materialien für die Behandlung zusammen und schildern Sie den Behandlungsablauf. Worauf müssen Sie bei diesem Patienten besonders achten? Wie äußert sich ein Angina-Pectoris-Anfall?

Abrechnung

Rechnen Sie die gesamte Behandlung dieses Quartales ab.

Hygiene

Was muss beim Einschweißen chirurgischer Instrumente alles beachtet werden?

Röntgen

1. Wie verläuft der Zentralstrahl bei der Winkelhalbierungstechnik?
2. Wie können Sie feststellen, ob das Röntgengerät in Ordnung ist?
3. Was muss nach jeder Reparatur der Röntgenröhre durchgeführt werden?

Verwaltung

Auszug aus dem Terminbuch einer Praxis:

Beurteilen Sie die Umsetzbarkeit dieser Terminplanung.

Uhrzeit	Patient	Behandlung	Zeit ca. Min.	Sonstiges
08:00	Zeppelin	Kontrolle	8	Privat
08:15	Assauer	Füllung	10	
08:30	Blume	Abschleifen/Krone	30	
08:45	–			
09:00	Manner	Backenzahn	10	Kind
09:15	Slunki	Brücke	15	
09:30	Hollberg	Füllung	10	
09:45	Hossbach	Anpassung Krone	15	
10:00	Mehlbach	Vereiterung	20	
10:15	Moshorn	3 Füllungen	15	
10:30	–			
10:45	Schwarz	Zahnstein, Kontrolle	12	
11:00	Seemann	Gebiss	25	85 Jahre
11:15	Hoffmann	Klammer	20	Kind
11:30	Meiers	Füllung	10	
11:45	Deiters	Überkronung	25	
12:00	Heldmann	Vitaltest	15	

Fall 7: Entfernen eines verlagerten und retinierten Zahnes (GV)

Fall 8: Wurzelspitzenresektion und Zystenoperation (PV/LF 2, LF 3, LF 5, LF 8, LF 10)

Situationsbeschreibung

Der bei der DKV versicherte Patient Albert Schröder kommt heute mit Schmerzen an Zahn 14 in die Sprechstunde. Es erfolgt eine Beratung und symptombezogene Untersuchung. Die Vitalitätsprüfung ist negativ. Bei der Röntgenaufnahme wird festgestellt, dass sich an der Wurzelspitze eine große Zyste gebildet hat. Der Behandler entschließt sich zu einer sofortigen Behandlung des Zahnes. Der pulpatote Zahn wird trepaniert, eine Röntgenmessaufnahme gemacht, die Wurzelkanäle werden aufbereitet. Die Behandlung findet unter Betäubung (2. Betäubung bei lang andauerndem Eingriff) statt, da eine Wurzelspitzenresektion mit vollständiger Entfernung der Zyste folgen soll. Die Wurzelfüllung erfolgt während des operativen Eingriffes. Der Zahn wird pal. provisorisch verschlossen. Nach Verschluss der Wunde tritt eine starke Nachblutung auf, die erst nach 20 Minuten zum Stehen gebracht wird. Begleiten Sie den Patienten von der Begrüßung bis zur Verabschiedung.

ZBA

Stellen Sie Instrumente und Materialien zusammen, die für diese Behandlung benötigt werden, und schildern Sie den Behandlungsablauf. Gehen Sie besonders auf die Maßnahmen ein, die zur Stillung der Nachblutung notwendig sind.

Abrechnung

Rechnen Sie den Behandlungsfall ab.

Hygiene

Bei der Reinigung des Arbeitsplatzes haben Sie sich mit dem gebrauchten Skalpell verletzt. Welche Maßnahmen treffen Sie?

Röntgen

1. Wie findet man exakt den Einstellungspunkt, der zur Darstellung von Zahn 14 führt?
2. Sie haben während der Behandlung diesen Zahn mehrfach geröntgt. Auf einer der Aufnahmen ist die Wurzel verkürzt dargestellt. Welcher Fehler liegt hier vor?
3. Aus welchem Grund werden mesial- bzw. distalexzentrische Röntgenaufnahmen angefertigt? Wie wird der Zentralstrahl eingestellt?

Verwaltung

Welche Reihenfolge ist beim Postausgang einzuhalten? Bringen Sie die Angaben in die richtige Reihenfolge.
a. Sortieren nach Versendungsform, -art etc.
b. Einliefern beim Postamt
c. Kontrolle von Name, Anschrift, Anlagen
d. Frankieren
e. Dem Zahnarzt Briefe zur Unterschrift vorlegen
f. Falten, kuvertieren

Fall 9: Wurzelspitzenresektion und Nachblutung (GV/LF 2, LF 6, LF 8, LF 10, LF 11)

Situationsbeschreibung

Sie haben die Patientin Agnes Schulz, versichert bei der AOK Nordwest, für heute zur Behandlung einbestellt. Sie war bereits vor einer Woche zur eingehenden Untersuchung und OPG-Aufnahme (13, 14 Zustand nach Wurzelfüllung) in der Praxis, an Zahn 13 wurde dabei unter Betäubung ein oberflächlicher Abszess eröffnet. Heute soll an den Zähnen 13, 14 eine Wurzelspitzenresektion vorgenommen werden. Nach Betäubung des Operationsgebietes wird bucc. ein Schleimhautschnitt vorgenommen. An beiden Zähnen werden die Wurzeln reseziert, an Zahn 14 erfolgt palatinal ein weiterer Schnitt, damit die 2. Wurzel reseziert werden kann. Nach Reinigung der Wunde wird diese buccal mit 4 Nähten und palatinal mit 2 Nähten verschlossen. Um 20.30 Uhr kommt die Patientin erneut zur Behandlung, da die Wunde stark blutet. Nachdem die Blutung steht, wird die Patientin entlassen. Die Patientin erhält eine Arbeitsunfähigkeitsbescheinigung für 4 Tage.
Begleiten Sie die Patientin von der Begrüßung bis zur Verabschiedung.

ZBA

Stellen Sie Instrumente und Materialien für die gesamte Behandlung zusammen und schildern Sie den Behandlungsablauf.

Abrechnung

Rechnen Sie den gesamten Behandlungsfall ab.

Prophylaxe

Da die Patientin Putzdefizite aufweist, erklären Sie ihr bitte die Zahnputztechnik nach Bass.

Röntgen

1. Wie ist ein Folienfilm verpackt?
2. Wie verläuft der Zentralstrahl bei einer orthoradialen, mesialexzentrischen, distalexzentrischen Röntgenaufnahme?
3. Warum müssen Röntgenaufnahmen fixiert werden?

Verwaltung

Stellen Sie heute für die Patientin Agnes Schulz, geb. 02.05.70, Heideweg 17, 22523 Hamburg; versichert bei der AOK Nordwest; Vers.-Nr. 345678912000, Krankenkassennummer 3456789; Gesundheitskarte gültig bis 08/19; Vertragsarztnummer 1134, eine Arbeitsunfähigkeitsbescheinigung für 4 Tage aus. Diagnose: Zustand nach operativem Eingriff.

Fall 10: Osteotomie und Zystenoperation (GV/LF 2, LF 3, LF 6, LF 8, LF 10)

Situationsbeschreibung

Bei Herrn Oskar Keller (GV-Patient) wurde im Vorquartal eine eingehende Untersuchung durchgeführt und Zahnstein entfernt. An Zahn 36 wurde eine Röntgenaufnahme erstellt.
Er kommt heute, erstmalig in diesem Quartal, zur Entfernung von Zahn 36 und Zystenoperation. Der Zahn kann, nach kurzer Beratung und Betäubung, nur durch Aufklappung entfernt werden. Da die Zyste sehr groß ist, wird sie nur gefenstert und austamponiert. In einer späteren Sitzung soll die Zyste dann vollständig entfernt werden.
Bei Herrn Keller wird an den Zähnen 44–33 unter Oberflächenanästhesie noch einmal Zahnstein entfernt.
Begleiten Sie den Patienten von der Begrüßung bis zur Verabschiedung.

ZBA

Bereiten Sie Instrumente und Materialien für die gesamte Behandlung vor und schildern Sie den Behandlungsablauf. Wie soll sich der Patient nach einem chirurgischen Eingriff verhalten? Geben Sie dem Patienten Verhaltensregeln.

Abrechnung

Rechnen Sie den Behandlungsfall ab.

Hygiene

In welche Hygienebereiche werden die einzelnen Arbeitsmittel unterteilt? Welche Möglichkeiten der Desinfektion kennen Sie?

Röntgen

1. Wie lange müssen Röntgenaufnahmen aufbewahrt werden?
2. Wonach fragen Sie einen Patienten, lt. RöV, vor einer Röntgenaufnahme?
3. Nennen Sie die geläufigsten Filmformate in der zahnärztlichen Praxis.

Verwaltung

Da Herr Keller keine Schmerztabletten im Hause hat, soll er heute folgendes Rezept erhalten:
10 Dolomo-Tabletten. Der Patient soll nur diese Tabletten erhalten und kein anderes Medikament mit dem gleichen Wirkstoff.
Oskar Keller, geb. 25.10.75, vers. bei der AOK Nordwest, Op de Wisch 15, 25436 Uetersen; Versichertennummer 123456789000; Krankenkassennummer 1334567; Vertragsarztnummer 3378; Gesundheitskarte gültig bis 07/20.

LF 10: Behandlung von Erkrankungen der Mundhöhle und des Zahnhalteapparates

Fall 1: Geschlossene Kürettage (GV/LF 2, LF 6, LF 10, LF 11)

Situationsbeschreibung

Frau Paula Schmidt kommt heute zu Ihnen zur Behandlung. Sie ist in einer gesetzlichen Krankenkasse versichert: BKK Karstadt, Vers.-Nr. 3322456788000; Krankenkassennummer: 3456123; Gesundheitskarte gültig bis 06/22; Vertragsarztnummer 2346; geb. 10.10.51, Gartenstr. 15; 32315 Schladen.
In einer vorausgegangenen Sitzung (in diesem Quartal) ist nach einer Beratung ein Röntgenstatus erstellt worden (nur die 8-er fehlen). Da das Zahnfleisch entzündet ist und zu Taschenbildung neigt, wurde der Patientin zu einer PA-Behandlung geraten.
Unter Betäubung werden die Parodontien 16, 15, 13, 25 und 26 behandelt (geschlossene Kürettage). Die UK-Behandlung an den Zähnen 45, 44, 33–37 hat bereits stattgefunden. Insgesamt sollen 4 Nachbehandlungen erfolgen. Begleiten Sie die Patientin von der Begrüßung bis zur Verabschiedung.

ZBA

Legen Sie Instrumente und Materialien bereit, die für diese Behandlung benötigt werden. Gehen Sie auf Vorbehandlungen ein, die in diesem Zusammenhang gemacht wurden.

Abrechnung

Rechnen Sie die Leistungen ab, die über den Erfassungsschein möglich sind.
Kontrollieren Sie den beiliegenden PA-Antrag auf seine Richtigkeit.

Prophylaxe

In einem Gespräch sollen Sie der Patientin erläutern, welche Hilfsmittel und Medikamente sie zur Verbesserung der Mundhygiene einsetzen kann.

Röntgen

1. Welche Schäden können durch Röntgenstrahlen entstehen?
2. Welche Aufgabe hat die Zinnfolie in der Verpackung?
3. Aus welchem Grund werden Bissflügelaufnahmen gemacht?

Verwaltung

Sie haben heute mit dem Labor Klaus Müller telefoniert. Da Ihr Chef nicht erreichbar war, erstellen Sie eine Telefonnotiz: Das Labor bittet um Rückruf unter der Nummer 040/808880. Es handelt sich um den Patienten Egon Lehmann.

Name der Krankenkasse
BKK Rahn

Name, Vorname des Versicherten: Schmidt Paula
geb. am: 18.10.51
Gartenstr. 15
82315 Schladen

Kassen-Nr.	Versicherten-Nr.	Status
		1

Vertragszahnarzt-Nr.	VK gültig bis	Datum
2346	06/22	10.11.--

PARODONTALSTATUS Blatt 2

Hinweise zum Ausfüllen

1. Die Sondiertiefen der Zahnfleischtaschen sind in mm mesial-distal oder fazial-oral einzutragen:
2. Der Grad (I,II,III) der Zahnlockerung ist in das zentrale Feld des Zahnbildes einzutragen:
3. Der Grad (1,2,3) des Furkationsbefalls ist wie folgt einzutragen:
4. Fehlende Zähne sind durchzukreuzen.
5. Rezessionen sind in mm einzutragen.
6. Einzutragen ist, ob ein geschlossenes oder offenes Vorgehen geplant ist.
7. Wird dieser Vordruck für die Abrechnung einer Therapieergänzung verwendet, sind nur die Nummern P202, P203 oder 111 abrechnungsfähig.

Oberkiefer

Geschl. Vorgehen: x (pos. 3), x (pos. 4), x (pos. 11), x (pos. 12)
Offenes Vorgehen: x (pos. 2)

Sondiertiefen Oberkiefer (rechts → links):
3 3 | 4 5 | 4 3 | 4 4 | 3 2 | 2 2 | 2 2 | 3 3 | 3 3 | 3 4 | 5 4 | 3 3

rechts — **links**

Sondiertiefen Unterkiefer (rechts → links):
3 3 | 3 3 | 4 4 | 4 3 | 3 2 | 2 2 | 2 3 | 4 5 | 5 6 | 5 5 | 4 3 | 3 3

Unterkiefer

Offenes Vorgehen: x (pos. 3)
Geschl. Vorgehen: x (pos. 3), x (pos. 9), x (pos. 10), x (pos. 11), x (pos. 12)

Geplante Leistungen

Geb.-Nr.	Anzahl
4	
P200	9
P201	4
P202	
P203	
108	
111	3

Datum, Unterschrift und Stempel des **Zahnarztes**

10.11.-- X

Gutachten

☐ Gutachterlich befürwortet

☐ Gutachterlich nicht befürwortet
(Begründung auf besonderem Blatt)

Datum, Unterschrift und Stempel des **Gutachters**

Abrechnung

Geb.-Nr.	Anzahl	Punkte	Anz. x Pkt.
4			
P200			
P201			
P202			
P203			
108			
111			

Summe x Punktwert
= Honorar €
sonstige Kosten €
Abschluss der Behandlung, Datum

Datum, Unterschrift des **Zahnarztes**

Fall 1: Geschlossene Kürettage (GV)

LF 10: Behandl. von Erkrankungen der Mundhöhle u. d. Zahnhalteap.

Fall 2: Offene Kürettage (PV/LF 2, LF 6, LF 10, LF 11)

Situationsbeschreibung

Der bei der Debeka versicherte Patient Herbert Schwarz kommt heute zur vereinbarten Behandlung. In Vorbehandlungen hat bereits eine eingehende Untersuchung und Beratung stattgefunden. Außerdem wurde eine PZR vor 8 Wochen durchgeführt. Alle 8-er fehlen. u. a. wurden die Zähne poliert, Mundbehandlung durchgeführt, subgingivale medikamentöse antibakterielle Lokalapplikation an den Zähnen 46, 45, 42, 41, 33, 34, 35
Der Patient soll einmal zur Nachbehandlung bestellt werden. Scharfe Zahnkanten wurden an den Zähnen 15, 14, 27, 36, 37, 47 beseitigt.
Heute sollen die Parodontien (275 Punkte) 46, 45, 42, 41, 33, 34, 35 nach Betäubung durch offene Kürettage behandelt werden.
Begleiten Sie den Patienten von der Begrüßung bis zur Verabschiedung.

ZBA

Stellen Sie Instrumente und Materialien für die Behandlung zusammen und schildern Sie den Behandlungsablauf.

Abrechnung

Rechnen Sie den gesamten Behandlungsfall ab.

Prophylaxe

Im Rahmen dieser Behandlung gehen Sie bitte auf die PZR ein.

Röntgen

1. Was versteht man unter einem Röntgenstatus?
2. In regelmäßigen Abständen müssen Entwickler- und Fixierbad erneuert werden, wie verfahren Sie mit den verbrauchten Lösungen?
3. Was wird auf einem Röntgenbild hell, was wird dunkel dargestellt?

Verwaltung

Herr Schwarz möchte heute eine alte Rechnung über 158,90 EUR bar bezahlen. Dies muss im Kassenbuch vermerkt werden. Kontrollieren Sie, ob die bisherigen Eintragungen richtig erfolgt sind.

		Kassenbuch			
Zeile	Datum	Text	Einnahmen	Ausgaben	Bestand
A	12.04.	Übertrag			202,20
B	13.04.	Druckerpapier		36,80	165,40
C	14.04	Blumen für Wartezimmer		15,00	150,40
D	15.04.	Fahrgeld für Fortbildung der ZFA nach Kiel	60,00		210,40
E	17.04.	Attest für Patient Fischer		10,00	200,40

LF 11: Prophylaxemaßnahmen planen und durchführen

Fall 1: Individualprophylaxe (GV/LF 2, LF 6, LF 10, LF 11)

Situationsbeschreibung

Die 7-jährige Bettina Neumann kommt heute mit ihrer Mutter erstmalig in diesem Quartal zur Behandlung. Die letzte eingehende Untersuchung liegt 3 Monate zurück.
Der Zahnarzt rät der Mutter, das komplette IP-Programm durchzuführen.
Zahnbefund: alle 7-er und 8-er fehlen. Die unteren Schneidezähne 31, 41 sind bereits vorhanden. Es wird ein Mundhygienestatus erstellt, bei dem der API aufgenommen und ermittelt wird.
Befund: Messungen pal: 16/55+ 55/54+ 54/53+ 53/52− 52/51−
               ling: 36/75+ 75/74+ 74/73+ 73/72− 72/31−
               bucc: 26/65+ 65/64+ 64/63+ 63/62− 62/61−
                        46/85+ 85/84+ 84/83− 83/82− 82/41−
Behandler ist Dr. Zahn; ausführende ZMF Frau Meier.
Begleiten Sie die Patientin von der Begrüßung bis zur Verabschiedung.

ZBA

Erklären Sie der Mutter das komplette IP-Programm. Die Mutter möchte u. a. von Ihnen wissen, was API bedeutet und was man damit nachweisen kann. Außerdem möchte die Mutter wissen, in welchem Zeitraum die Behandlung stattfindet.

Abrechnung

Nehmen Sie den API auf und ermitteln Sie den Prozentwert für interdentale Plaque. Was sagt dieser Wert aus?

Prophylaxe

Zeigen Sie dem Kind, anhand der Zahnputztechnik nach Bass, an einem Modell, wie es sich die Zähne richtig putzen soll.

Röntgen

1. Wie lange müssen die Röntgenaufnahmen des Kindes aufbewahrt werden?
2. Wie müssen Sie die Patientin für die korrekte Einstellung der oberen und unteren 6-er setzen?
3. Wie soll unbelichtetes Filmmaterial aufbewahrt werden?

Verwaltung

Zu Beginn der Ausbildung haben Sie einen Vertrag, den Ausbildungsvertrag, geschlossen. Was beinhaltet dieser Vertrag, wer muss ihn unterschreiben?

Fall 1: Individualprophylaxe (GV)

Fall 2: Individualprophylaxe (PV/LF 2, LF 3, LF 6, LF 10, LF 11)

Situationsbeschreibung

Bei dem Patienten Herbert Schulte, versichert beim Deutschen Ring, soll ein IP-Programm durchgeführt werden. Zur OPG-Aufnahme beider Kiefer und zum Erstellen des Mundhygienestatus war er bereits einmal zur Behandlung. Die Behandlung dauerte 15 Minuten. In einer weiteren 10-minütigen Behandlung wurde der Patient wieder darüber aufgeklärt, was er zur Vorbeugung gegen Karies und parodontale Erkrankungen tun kann. Heute kommt der Patient zur Kontrolle des Übungserfolges und wird über weiteres Vorgehen unterwiesen (Dauer 15 Minuten). Es wird noch eine lokale Fluoridierung der Zähne vorgenommen (2 Sitzungen).
In weiteren Sitzungen sollen die Fissuren aller Molaren und Praemolaren (die 8-er fehlen) unter Kofferdam versiegelt werden.
Begleiten Sie den Patienten von der Begrüßung bis zur Verabschiedung.

ZBA

Erläutern Sie dem Patienten, wie wichtig regelmäßige Mundhygiene ist, um Karies und parodontale Erkrankungen zu vermeiden. Gehen Sie dabei auf die Kariesentstehung ein.
Legen Sie Instrumente und Materialien für die Behandlung bereit.

Abrechnung

Rechnen Sie die gesamte Behandlung ab.

Hygiene

Was versteht man unter Hygiene? Nennen Sie 3 wichtige Bereiche der Hygiene.

Röntgen

1. Auf Röntgenbildern sind folgende Defekte aufgetreten:
 – Fingerabdrücke
 – helle Flecke mit dunklem Rand
 – Grauschleier des Bildes
Wodurch sind sie entstanden?
2. Wie lange müssen folgende Unterlagen aufbewahrt werden?
 – Karteikarten mit diagnostischen Röntgenaufzeichnungen
 – Kontrolle der Dunkelkammerleuchte
 – Auswertungen der Filmdosimeter
3. Was versteht man unter dem Kontrollbereich, wer darf diesen Bereich nicht betreten?

Verwaltung

Welcher Grundsatz gilt bei der zahnärztlichen Behandlung, welcher Vertrag ist zustande gekommen, welche Parteien sind betroffen?

Fall 2: Individualprophylaxe (PV)

LF 12: Prothetische Behandlungen begleiten

Fall 1: Einzelkronen und Aufbaufüllung (GV/LF 2, LF 3, LF 4, LF 5, LF 6, LF 10, LF 12)

Situationsbeschreibung

Patient Holger Schmidt, versichert in einer gesetzlichen Krankenkasse, kommt, nachdem bereits eine eingehende Untersuchung in diesem Quartal vorgenommen sowie ein Heil- und Kostenplan erstellt wurde, heute zur Kronenpräparation in die Sprechstunde. Die Zähne 36 und 23 sollen unter Betäubung für Kronen präpariert werden. Zahn 36 soll mit einer Teilkrone, Zahn 23 mit einer vestibulär verblendeten Krone versorgt werden. Nach der Präparation und Abdrucknahme (Doppelmischabformung) sollen beide Zähne durch individuelle Provisorien geschützt werden.
Begleiten Sie den Patienten von der Begrüßung bis zur Verabschiedung.

ZBA

Stellen Sie Instrumente und Materialien für diese Behandlung zusammen und schildern Sie den Behandlungsablauf.

Abrechnung

Rechnen Sie die gesamte Behandlung ab:
– über den Erfassungsschein
– Heil- und Kostenplan (nur Angabe der Positionen, sowie Anzahl der Leistungen)
– Wie wird der Festzuschuss für diesen Fall geregelt? (Nur Angabe der Befundklasse und Anzahl)

Hygiene

Wie sollen Instrumente nach der Sterilisation gelagert werden, was ist dabei zu beachten?

Röntgen

1. Wie ist eine Röntgenröhre aufgebaut?
2. Wer ist für die Abnahme bzw. Kontrolle eines Röntgengerätes verantwortlich?
3. Worauf muss eine ZFA beim Umgang mit Röntgenstrahlen achten?

Verwaltung

Stellen Sie bitte heute den Überweisungsträger aus. Absender sind Sie selber. Sie haben Ihr Girokonto bei der Postbank Hamburg, IBAN DE 24 201100200123456789, BIC EURODE25PBH. Sie sollen den Betrag von 167,80 EUR an den Otto-Versand Hamburg, Rechnungsnummer 5708/d.J., IBAN DE23200400000175851389, BIC EURODE66HAM, Commerzbank Hamburg, überweisen.

Fall 2: Einzelkronen (PV/LF 2; LF 3, LF 4, LF 6, LF 10, LF 12)

Situationsbeschreibung

Patient Heinrich Schult, versichert beim Deutschen Ring, kommt heute zur vereinbarten Behandlung. Die eingehende Untersuchung mit Beratung war bereits vor 2 Wochen erfolgt.
Heute sollen die Zähne 11, 22, 23 für die Aufnahme von Kronen präpariert werden. Die Zähne werden mit je 2 Einstichen betäubt. Die Zähne 11, 23 erhalten vollverblendete Metallkeramikkronen, Zahn 22 eine Veneerskrone. Zum Schutz erhalten die Zähne provisorische Kronen. Zahn 11 wird zusätzlich mit 3 parapulpären Stiften und einer Aufbaufüllung versorgt.
Begleiten Sie den Patienten von der Begrüßung bis zur Verabschiedung.

ZBA

Stellen Sie Instrumente und Materialien für die Behandlung zusammen und schildern Sie den Behandlungsablauf.

Abrechnung

Rechnen Sie den gesamten Behandlungsfall ab.

Hygiene

Welche Hygienemaßnahmen müssen mit den Werkstücken nach der Behandlung durchgeführt werden?

Röntgen

1. Warum wird Blei zur Abschirmung von Röntgenstrahlen verwendet?
2. Unter welchen Voraussetzungen darf eine ZFA Röntgenaufnahmen vornehmen?
3. Wozu dient der Tubus am zahnärztlichen Röntgengerät?

Verwaltung

Wie kommt ein Kaufvertrag zustande?

Fall 3: Vollverblendete Einzelkronen (GV/LF 2, LF 3, LF 6, LF 10, LF 12)

Situationsbeschreibung

Bei Herrn Konrad, versichert bei der DAK-Gesundheit, sollen heute die Zähne 34, 35 unter Betäubung für Kronen präpariert werden. Eine Beratung und die Antragstellung sind bereits erfolgt. Die Zähne sind röntgenologisch o. B. Herr Konrad möchte, dass beide Zähne vollverblendet werden. Der bereits wurzelbehandelte Zahn 34 erhält einen Radixanker. Beide Zähne werden durch provisorische Kronen geschützt.
Zur Abformung verwendet der Behandler Hydrocolloidmaterial.
Begleiten Sie den Patienten von der Begrüßung bis zur Verabschiedung.

ZBA

Stellen Sie Instrumente und Materialien für die gesamte Behandlung zusammen und schildern Sie den Behandlungsablauf. Gehen Sie bitte besonders auf die Hydrocolloidabformung ein.

Abrechnung

Rechnen Sie die Leistungen ab, die
a. über den Erfassungsschein erfolgen
b. über den Heil- und Kostenplan beantragt werden, einschließlich Festzuschussregelung
Wie wird die Therapieplanung (Vollverblendung der Zähne) abgerechnet?

Hygiene

In regelmäßigen Abständen müssen Sterilisatoren auf ihre Funktionstüchtigkeit überprüft werden. Auf welchem Weg geschieht das?

Röntgen

1. Wie muss ein Röntgenfilm für die Bissflügelaufnahme in die Mundhöhle eingebracht werden? Was wird auf dieser Aufnahme abgebildet?
2. Welche Besonderheit weist der intraorale Röntgenfilm auf?
3. Wie ist ein Atom aufgebaut?

Verwaltung

Sie sollen Wurzelfüllmaterial bestellen. Da die Firma Jubiläumsangebote anbietet, erhalten Sie 4 % Preisnachlass auf das Material, das 148,40 EUR kostet. Wie groß ist die Ersparnis?

Fall 4: Partielle Prothese (GV/LF 2, LF 4, LF 6 LF 10, LF 11, LF 12)

Situationsbeschreibung

Bei dem Patienten Georg Schmitz wurde in diesem Quartal ein Heil- und Kostenplan für 2 Einzelkronen und eine partielle Modellgussprothese beantragt und eine Beratung durchgeführt.
Heute kommt der Patient zur vereinbarten Präparation der Zähne 16 (metallische Vollkrone, Tangentialpräparation), 24 (vestibulär verblendete Krone).
Befund und Behandlungsplan s. u.

	I. Befund des gesamten Gebisses/Behandlungsplan							TP = Therapieplanung			R = Regelversorgung			B = Befund	
Art der Versorgung	TP														
	R		KH	E	E						VKH	E	E	E	E
	B	f	ww	f	f						ww	f	f	f	f
		18	17	16	15	14	13	12	11	21	22	23	24	25	26	27	28
		48	47	46	45	44	43	42	41	31	32	33	34	35	36	37	38
	B															
	R															
	TP															

Bemerkungen (bei Wiederherstellung: Art der Leistung)

Die Behandlung erfolgt unter Betäubung. An Zahn 16 wird eine alte Amalgamfüllung entfernt, der Zahn m. o. pal. mit einer Aufbaufüllung versorgt, es werden 3 parapulpäre Stifte eingebracht. Nach der Präparation erhalten die Zähne provisorische Kronen. Der Abdruck erfolgt mit einem individualisierten Abformlöffel, zusätzlich wird in einer weiteren Sitzung ein Abdruck mit einem individuellen Abformlöffel genommen und dann die partielle Prothese angefertigt.
Begleiten Sie den Patienten von der Begrüßung bis zur Verabschiedung.

ZBA

Stellen Sie Instrumente und Materialien für die gesamte Behandlung zusammen und schildern Sie den Behandlungsablauf (von der Präparation der Kronen bis zur Eingliederung der partiellen Prothese).

Abrechnung

Erstellen Sie den Heil- und Kostenplan, nur Angabe der Positionen und evtl. Anzahl. Wie sieht die Festzuschussregelung aus? Welche Leistungen werden über den Erfassungsschein abgerechnet?

Hygiene

Welche Maßnahmen müssen Sie zum Schutz des Patienten einhalten?

Röntgen

1. Strahlen, die von einer Strahlenquelle ausgehen, divergieren. Welchen Einfluss hat das auf die Röntgenbildqualität?
2. Welches Gesetz liegt hier vor?
3. Welcher Filter wird hauptsächlich in der Kieferorthopädie eingesetzt?

Verwaltung

In jeder Praxis soll ein Notfallkoffer vorhanden sein. Welche grundsätzlichen Punkte sind beim Umgang mit diesem Koffer zu bedenken?

Fall 5: Brückenersatz (GV/LF 2, LF 3, LF 6, LF 10, LF 12)

Situationsbeschreibung

Der Patient Peter Maurer, versichert bei der AOK Nordwest, kommt heute zum ersten Mal in diesem Quartal zur Behandlung. Bei der eingehenden Untersuchung wird festgestellt, dass nur Zahn 34 fehlt. Da die Zähne 33, 35 und 36 große Füllungen aufweisen, rät der Behandler zur Eingliederung einer Brücke. Zahn 36 soll ebenfalls überkront und in die Brücke mit einbezogen werden. 33 erhält eine vestibulär verblendete Krone, die Zähne 35 und 36 erhalten Hohlkehlpräparationen. Röntgenologisch sind die Zähne ohne Befund. Die Behandlung findet unter Betäubung statt.
Begleiten Sie den Patienten von der Begrüßung bis zur Verabschiedung.

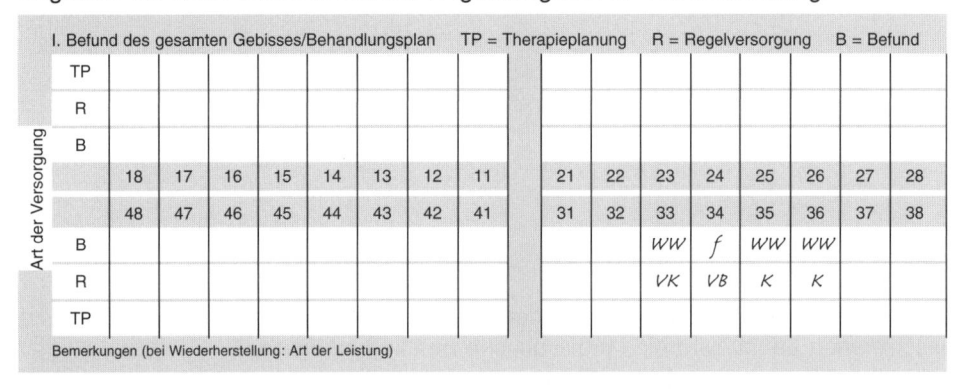

I. Befund des gesamten Gebisses/Behandlungsplan							TP = Therapieplanung		R = Regelversorgung		B = Befund		
TP													
R													
B													
	18	17	16	15	14	13	12	11	21	22	23	24	25	26	27	28
	48	47	46	45	44	43	42	41	31	32	33	34	35	36	37	38
B											ww	f	ww	ww		
R											VK	VB	K	K		
TP																

Bemerkungen (bei Wiederherstellung: Art der Leistung)

ZBA

Legen Sie Instrumente und Materialien bereit, die zur Behandlung benötigt werden.
Schildern Sie den Behandlungsablauf von der Präparation bis zur Eingliederung der Arbeit.

Abrechnung

Rechnen Sie den Behandlungsablauf ab (Erfassungsschein, HKP). Geben Sie die Befundklassen für den Festzuschuss an. Der Patient war mehr als 10 Jahre regelmäßig in zahnärztlicher Behandlung, was bedeutet das für den Patienten?

Hygiene

Nach der Sterilisation stellen Sie fest, dass einige Instrumente noch verunreinigt sind. Wie verfahren Sie mit diesen Instrumenten?

Röntgen

1. Nennen Sie die Filmformate, die in der zahnärztlichen Praxis vorkommen.
2. Nach dem Entwickeln sind die Bilder zu hell, woran kann das liegen?
3. Wie soll unbelichtetes Filmmaterial aufbewahrt werden?

Verwaltung

Der Patient kauft in der Praxis eine Packung Aufsteckzahnbürsten für 12,35 EUR. Stellen Sie ihm dafür eine Quittung aus.

Fall 6: Brückenersatz (PV/LF 2, LF 7, LF 11, LF 12)

Situationsbeschreibung

Die bei der Debeka versicherte Patientin Sina Bäcker kommt heute zur vereinbarten Behandlung (Präparationstermin). Eine eingehende Untersuchung und kurze Beratung sowie OPG-Aufnahme beider Kiefer hat bereits stattgefunden. Röntgenologisch sind die Zähne o. B.
Befund und Behandlungsplan s. u.

I. Befund des gesamten Gebisses/Behandlungsplan							TP = Therapieplanung		R = Regelversorgung		B = Befund			
TP														
R		MK	MB	MK	MB	MK	MK							
B			f		f									
	18	17	16	15	14	13	12	11	21	22	23	24	25	26	27	28
	48	47	46	45	44	43	42	41	31	32	33	34	35	36	37	38
B														
R														
TP														
Bemerkungen (bei Wiederherstellung: Art der Leistung)														

Die Zähne 12, 13, 15, 17 werden betäubt, je 2 Einstiche. Nach der Präparation wird eine Korrekturabformung genommen. Zum Schutz der beschliffenen Zähne wird eine provisorische Brücke eingegliedert.
Begleiten Sie die Patientin von der Begrüßung bis zur Verabschiedung.

ZBA

Stellen Sie Instrumente und Materialien für diese Behandlung zusammen und schildern Sie den Behandlungsablauf. Gehen Sie auf die Korrekturabformung ein.

Abrechnung

Rechnen Sie die gesamte Behandlung ab.

Prophylaxe

Die Patientin möchte von Ihnen wissen, was ein Speicheltest ist, was man damit nachweist, und wie er durchgeführt wird. Erklären Sie der Patientin die Vorgehensweise.

Röntgen

1. Wie ist ein Röntgenfilm aufgebaut?
2. In welcher Reihenfolge läuft der Entwicklungsvorgang ab?
3. Welche Standarddaten müssen nach der RöV aufgezeichnet werden?

Verwaltung

Die Arbeitsunfähigkeitsbescheinigung besteht aus 3 Teilen. Für wen sind die 3 Abschnitte bestimmt? Warum darf der Arbeitgeber niemals Teil 1 erhalten? Wie lange muss der Durchschlag aufbewahrt werden?

Fall 7: Totale Prothese und Cover-Denture-Prothese (GV/LF 2, LF 3, LF 7, LF 12)

Situationsbeschreibung

Herr Alois Moser kommt heute zur Behandlung, da er meint, dass seine alte Prothese nicht mehr richtig passt. Im OK handelt es sich um eine 10 Jahre alte Totalprothese. Im UK stehen nur noch die Zähne 44, 33, 34. Herr Moser ist bei einer gesetzlichen Krankenkasse versichert.
Die Zähne im UK sollen mit gefrästen Konuskronen versorgt werden und eine Cover-Denture-Prothese eingegliedert werden. Schutz der beschliffenen Zähne durch provisorische Kronen.
Die OK-Prothese soll erneuert werden, es soll eine Metallbasis eingearbeitet werden, da bei Herrn Moser ein Spitzkiefer vorliegt, wodurch erhöhte Bruchgefahr besteht.
Begleiten Sie den Patienten von der Begrüßung bis zur Verabschiedung.

I. Befund des gesamten Gebisses/Behandlungsplan							TP = Therapieplanung		R = Regelversorgung		B = Befund			
TP														
R		E											E	
B	f	ew											ew	f
	18	17	16	15	14	13	12	11	21	22	23	24	25	26	27	28
	48	47	46	45	44	43	42	41	31	32	33	34	35	36	37	38
B	f	ew	ew	ew	ww	ew			ew	ww	ww	ew	ew	ew	f
R		E	E	E	VT	E				E	VT	VT	E	E	E	
TP														

Bemerkungen (bei Wiederherstellung: Art der Leistung)

ZBA

Stellen Sie Instrumente und Materialien zusammen, die von der Präparation bis zur Eingliederung der Prothesen benötigt werden. Welche Linien müssen bei der Bissnahme eingezeichnet werden?

Abrechnung

Rechnen Sie den Behandlungsfall ab. Geben Sie die Befundklassen für den Festzuschuss an.

Hygiene

Um sich vor Krankheiten zu schützen, gibt es Schutzimpfungen. Gegen welche Krankheit sollte sich jede ZFA impfen lassen?
Welcher Art kann eine Schutzimpfung sein? Berichten Sie.

Röntgen

1. Welche Aufgabe hat die Metallfolie in der Verpackung bei intraoralen Filmen?
2. Welche chemischen Vorgänge laufen im Entwicklerbad ab?
3. Auf einem Röntgenbild fehlt ein Teil der Aufnahme (der Film ist ganz klar), was wurde hier falsch gemacht?

Verwaltung

Der Kunde hat ein Recht auf ordnungsgemäße Lieferung der Ware. Welche Möglichkeiten hat er, um bei mangelhafter Lieferung zu seinem Recht zu kommen?
Beachten Sie dabei bitte die richtige Reihenfolge.

Fall 8: Wurzelstiftkappen und Cover-Denture-Prothese (PV/LF 2, LF 3, LF 6, LF 10, LF 12)

Situationsbeschreibung

Patient Hubert Becker, ein DKV-Patient, kommt heute erstmalig in diesem Quartal zur Behandlung. Ein HKP ist bereits erstellt worden.
Nach symptombezogener Untersuchung und Beratung sollen die vorhandenen Prothesen erneuert werden. Im OK ist eine Totalprothese, im UK eine partielle Prothese vorhanden, bei der nur die Zähne 33, 43 stehen. Im UK sollen die Zähne 33, 43 mit Wurzelstiftkappen und Knopfankern versorgt werden, anschließend erhält der Patient eine Cover-Denture-Prothese. Im UK wird ein Abdruck mit einem individualisierten Abformlöffel genommen. Die präparierten Zähne werden mit provisorischen Stiftkronen geschützt.
Begleiten Sie den Patienten von der Begrüßung bis zur Verabschiedung.

I. Befund des gesamten Gebisses/Behandlungsplan								TP = Therapieplanung		R = Regelversorgung			B = Befund			
TP																
R	E															E
B	f	e													e	f
	18	17	16	15	14	13	12	11	21	22	23	24	25	26	27	28
	48	47	46	45	44	43	42	41	31	32	33	34	35	36	37	38
B	f	e		e	ww	e				e	ww	e			e	f
R	E			E	R	E				E	R	E			E	
TP																
Bemerkungen (bei Wiederherstellung: Art der Leistung)																

ZBA

Stellen Sie Instrumente und Materialien für die Behandlung zusammen und schildern Sie den Behandlungsablauf.

Abrechnung

Rechnen Sie die Behandlung ab.

Hygiene

Sie als ZFA sind durch den Umgang mit Menschen Infektionen ausgesetzt. Welche Infektionsmöglichkeiten gibt es, welchen sind Sie in der Praxis ausgesetzt?
Nennen Sie zu jeder Infektionsquelle eine Krankheit.

Röntgen

1. Was passiert mit dem Röntgenfilm im Fixierbad?
2. Welche Röntgenaufnahmen werden grundsätzlich unterschieden?
3. Wie verläuft der Zentralstrahl bei einer orthoradialen Aufnahme?

Verwaltung

Welche Vorteile bietet eine Bestellpraxis?

Fall 9: Geschiebe-Arbeit (PV/LF 2, LF 3, LF 6, LF 10, LF 12)

Situationsbeschreibung

Herr Clemens Bruckner, versichert bei der Signal Iduna, kommt heute zur Behandlung. In einer vorausgegangenen Sitzung fanden eine eingehende Untersuchung und eine Beratung statt. Es wurden Röntgenaufnahmen der Zähne 16, 14, 23, 43, 33 gemacht sowie Situationsmodelle genommen. Ein Heil- und Kostenplan für die prothetische Versorgung wurde erstellt.
Befund und Behandlungsplan s. u.

I. Befund des gesamten Gebisses/Behandlungsplan								TP = Therapieplanung	R = Regelversorgung		B = Befund				
TP															
R			MK	MB	MK						MK				
B				f							WW				
	18	17	16	15	14	13	12	11	21	22	23	24	25	26	27	28
	48	47	46	45	44	43	42	41	31	32	33	34	35	36	37	38
B	f	e ——	——	——	e	WW					WW	f ——	——	——	f
R	E ——	——	——	E	OMK						MKG	E ——	——	——	E
TP															
Bemerkungen (bei Wiederherstellung: Art der Leistung)															

Zahn 23: Radixanker, Aufbaufüllung, provisorische Krone. Zahn 14 erhält m. o. d. eine Aufbaufüllung. Es wird von 14–16 eine provisorische Brücke eingegliedert, die Zähne 43, 33 erhalten individuelle Provisorien. Im Laufe der Behandlung wird im UK eine individuelle Abformung genommen.
Begleiten Sie den Patienten von der Begrüßung bis zur Verabschiedung.

ZBA

Stellen Sie Instrumente und Materialien für die Behandlung zusammen und schildern Sie den Behandlungsablauf. Bei dem Patienten werden Korrekturabformungen genommen.

Abrechnung

Rechnen Sie die Behandlung ab. Im OK werden 14 und 16 jeweils mit 2 Einstichen betäubt. Die UK-Präparation findet ebenfalls unter Betäubung statt.

Hygiene

Welche Vor-/Nachteile hat ein Thermodesinfektor?

Röntgen

1. Was besagt die Energiemenge, was die Dosis?
2. Welche Eigenschaften haben Röntgenstrahlen?
3. Welche Aufgabe hat die Blende, wo findet man sie?

Verwaltung

Welche Vorteile bringt das Arbeiten mit EDV-Anlagen in der zahnärztlichen Praxis?

Fall 10: Gefräste Konuskronen und partielle Prothese (GV/LF 2, LF 3, LF 6, LF 10, LF 12)

Situationsbeschreibung

Herr Klaus Baier kommt heute zur Behandlung. Er ist bei der IKK Direkt einer gesetzlichen Krankenkasse versichert.
Nach eingehender Untersuchung wird folgender Behandlungsplan aufgestellt: Befund und Behandlungsplan s. u.

I. Befund des gesamten Gebisses/Behandlungsplan	TP = Therapieplanung	R = Regelversorgung	B = Befund

		18	17	16	15	14	13	12	11	21	22	23	24	25	26	27	28
TP																	
R																	
B																	
		48	47	46	45	44	43	42	41	31	32	33	34	35	36	37	38
B		f	———	———	———	f	ww					ww	f	———	f	———	———
R		E	———	———	———	E	VT					VT	E	———	E	———	———
TP																	

Bemerkungen (bei Wiederherstellung: Art der Leistung)

Vor der prothetischen Versorgung werden die Zähne 43 und 34 geröntgt (o. B.).
Die Zähne werden unter Betäubung für gefräste Konuskronen präpariert und erhalten provisorische Kronen. Eine Abformung mit einem individuellen Abformlöffel wird gemacht.
Begleiten Sie den Patienten von der Begrüßung bis zur Verabschiedung.

ZBA

Stellen Sie Instrumente und Materialien für die Behandlung zusammen und schildern Sie den Behandlungsablauf.

Abrechnung

Rechnen Sie den gesamten Behandlungsfall ab. Wie sieht die Festzuschussregelung aus? Herr Baier war mehr als 5 Jahre regelmäßig in zahnärztlicher Behandlung, wie wirkt sich das auf seinen Festzuschuss aus?

Hygiene

Vor und nach jeder Behandlung müssen die Hände gereinigt werden, wie bezeichnet man diese Reinigung? Wie läuft die chirurgische Händedesinfektion ab?

Röntgen

1. Röntgenstrahlen können Schädigungen auslösen. Welche Schädigungen unterscheidet man, wie wirken sich diese Schädigungen aus?
2. Zu welchen Zwecken werden Röntgenstrahlen eingesetzt?
3. Was geschieht, wenn man den Heizstrom erhöht?

Verwaltung

Im Zahlungsverkehr gibt es verschiedene Zahlungsarten. Nennen Sie diese. Welche Formulare werden dafür verwendet?

Lösungen

LF 4: Lösung Fall 1

ZBA

Arbeitsschritt	Instrumente	Material
Begrüßung des Patienten	–	–
Entgegennahme und Einlesen der Gesundheitskarte	Kartenlesegerät	–
Patienten ins Sprechzimmer begleiten, auf dem Behandlungsstuhl Platz nehmen lassen, für die Behandlung vorbereiten	–	Tuch, Kette zur Sicherung des Tuches, Wasserglas
Begrüßung durch den Zahnarzt	–	–
eingehende Untersuchung	Grundbesteck (Spiegel, Sonde, Pinzette)	–
OPG-Aufnahme	Röntgengerät	Röntgenfilm 15 × 30 cm; Bleischürze für den Patienten
Betäubung	Injektionsbesteck (Spritze, Kanüle)	Anästhetikum
Präparation der Kavität	Turbine und im Schmelzbereich birnenförmiger Schleifer; Winkelstück und im Dentin Rosenbohrer, Finierer oder Gingivalrandschräger zum Glätten der Kavitätenränder	–
Absaugen	Sauger, Saugkanüle	
Füllung legen: Unterfüllung	Heidemannspatel, Kugelstopfer	z. B. Phosphatzement, Glasplatte und Anrührspatel zum Anmischen
Einbringen der parapulpären Stifte	Dentinbohrer und Winkelstück	parapulpäre Stifte
Anlegen einer Matrize	Ringbandmatrize, z. B. nach Tofflemire, Mebamatrize	–
Trockenlegung des Arbeitsfeldes	zahnärztliche Pinzette	Watterollen
Stillung der Papillenblutung	zahnärztliche Pinzette	Wattepellets, H_2O_2 (verdünnt)
Trockenlegung der Kavität	Multifunktionsspritze	Luft
Einbringen des Amalgams	Amalgampistole, -brunnen	Amalgam
Verdichten der Füllung	Kugelstopfer, Planstopfer, birnenförmiger Stopfer	
Entfernen der Matrize	–	–
den Patienten vorsichtig zubeißen lassen	–	–
Entfernen von Amalgamüberschuss	Heidemannspatel	–
Kontrolle der Füllungshöhe	Millerpinzette	Blaupapier (Artikulations-Okklusionspapier)
Gestaltung der Füllung	Fissurenzeichner	
Zahnsteinentfernung	Ultraschallansatz mit div. Ansätzen od. Handinstrumente: Scaler, Küretten	–
Politur der Zahnoberfläche	Winkelstück, Finierer, Gummi- bzw. Silikonpolierer	–
Mundbehandlung	zahnärztliche Pinzette	Wattepellets, z. B. Pyralvex

Nach der Behandlung den Patienten evtl. säubern, den Behandlungsstuhl in Sitzposition bringen, das Tuch abnehmen, den Patienten verabschieden. Evtl. aus dem Behandlungszimmer begleiten. Einen Termin zur Politur der Füllung geben.

Abrechnung

01, Ä935d, 41a, 12, 13c, 16, 107, 105

Röntgen

1. Der Röntgenpass enthält Patientendaten. Er dient als Nachweis, wann was wo geröntgt wurde. Dadurch sollen Mehrfachaufnahmen vermieden werden.
2. Entwickler zu warm; konzentrierte Entwicklerflüssigkeit = falscher Ansatz, zu lange belichtet, überbelichtet.
3. Ein Röntgenfilm besteht aus 7 Schichten: in der Mitte der Schichtträger, dann jeweils beidseitig die Haftschicht, die lichtempfindliche Emulsion, die Schutzschicht.

Hygiene

Amalgam nie mit bloßen Fingern anfassen. Amalgamreste und gebrauchte Amalgamkapseln in dafür vorgesehenen Behältern aufbewahren, nicht im Hausmüll entsorgen.
Bei 2 Kammergeräten (Dentomat): Vorsicht beim Einfüllen von Quecksilber, da Quecksilberdämpfe giftig sind; Quecksilber verdampft bereits bei Zimmertemperatur.
Antriebe nach jeder Behandlung gründlich reinigen, mit Sprühmittel und/oder feuchten Desinfektionstüchern, regelmäßig ölen. Antriebe, die für chirurgische Eingriffe verwendet werden, werden sterilisiert und eingeschweißt.

Verwaltung

Ihr nächster Termin:

						Datum	Uhrzeit
(Mo)	Di	Mi	Do	Fr	Sa	18.03.	10:30
Mo	Di	Mi	Do	Fr	Sa		
Mo	Di	Mi	Do	Fr	Sa		
Mo	Di	Mi	Do	Fr	Sa		
Mo	Di	Mi	Do	Fr	Sa		
Mo	Di	Mi	Do	Fr	Sa		

Praxisstempel

Falls Sie zu einem Termin verhindert sind, geben Sie uns bitte rechtzeitig Bescheid. Danke.

Quittung

EUR _____ 294, 80

Nr. | inkl. % MwSt./EUR

EUR in Worten *zweihundertvierundneunzig* — Cent wie oben

von *Klaus Müller*

für *Zahnbehandlung*

dankend erhalten.

Ort/Datum *Pinneberg, 04.11.d.J.*   x *i.A. Schulz*

Buchungsvermerke | Stempel/Unterschrift des Empfängers

LF 4: Lösung Fall 1

LF 4: Lösung Fall 2

Arbeitsschritt	Instrumente	Material
Begrüßung der Patientin	–	–
Patientin ins Behandlungszimmer führen, auf dem Behandlungsstuhl Platz nehmen lassen und für die Behandlung vorbereiten	–	Tuch, Kette Wasserglas hinstellen
Begrüßung der Patientin durch den Zahnarzt	–	–
eingehende Untersuchung	Grundbesteck	–
Beratung	–	–
Vitalitätsprüfung	zahnärztliche Pinzette	Wattepellets, Kältespray
Röntgenaufnahme	Röntgengerät	Röntgenfilm 3 × 4 cm Bleischürze
Betäubung der Einstichstelle	zahnärztliche Pinzette	Wattepellets Oberflächenanästhetikum
Betäubung	Injektionsbesteck	Anästhetikum
Präparation der Kavität	Turbine mit Diamantschleifer; Winkelstück mit Rosenbohrer, Finierer zum Glätten der Präparationsfläche	–
Absaugen der Kühlflüssigkeit	Sauger, Saugkanüle	
Setzen der parapulpären Stifte	Dentinbohrer und Winkelstück	parapulpäre Stifte
Kofferdam anlegen	Kofferdamgummi, -klammern, Klammernhalter, Lochstanze, Rahmen, evtl. Zahnseide, Matrize bereitlegen	–
Anlegen einer Matrize		
Unterfüllung	Heidemannspatel Kugelstopfer	z. B. Phosphatzement Glasplatte Anmischspatel
Füllung SÄT: anätzen	Pinsel	Phosphorsäure
Abspülen der Ätzlösung	Multifunktionsspritze	Wasser
Trocknen der Präparationsfläche	Multifunktionsspritze	Luft
Bei Füllungen, die bis ins Dentin reichen, Auftragen des Primers, dann Auftragen des Adhäsivs	Pinsel oder Spritze Pinsel	Kunststoff Bonding = Haftvermittler (dünnfließender Kunststoff)
Aushärten des Kunststoffes	Polimerisationslampe	–
schichtweises Einbringen des Füllungsmaterials	Heidemannspatel für Kunststoffe	Kunststoff
Formung der Füllung	Stripklemme und Streifen	Kunststoffstreifen
Nach Aushärten der Füllung Abnahme der Matrize		
Entfernen von überschüssigem Material	Winkelstück und Diamant	–
Politur der Füllung	Winkelstück, Finierer, Polierer	

Nach Behandlungsende die Patientin im Behandlungsstuhl in Sitzstellung bringen, Tuch abnehmen, aus dem Behandlungszimmer begleiten.

Abrechnung

0010, Ä1, Ä5000, 0080, 2x 0090, 2040, 2030, 2120, 2197, Stiftverankerung § 6,1

Röntgen

1. Anlegen einer Bleischürze oder Halten eines Schutzschildes, Einblenden des Arbeitsfeldes
2. Mögliche Antworten:
   - durchdringen Materie
   - schwärzen fotografische Schichten
   - für den Menschen nicht wahrnehmbar
   - schädigen lebendes Gewebe
   - bringen bestimmte Substanzen zum Leuchten
   - haben ionisierende Wirkung
3. Das Entwicklerbad ist zu alt und verbraucht.

Hygiene

$$\frac{3\,000 \times 3{,}5}{100} = 105$$

Es werden 105 ml Konzentrat und 2 895 ml Verdünner benötigt.

Verwaltung

Dr. Fritz Noname
Zahnarzt
Goethestr. 77
10087 Berlin
Telefon: 0311 700600 Fax: 0311 700114

Rp.   Ort, Datum

Paracetamol Tbl. 10 St.

Für
Ina Schulz
Geb. 10.03.97
Schulstr. 7
25421 Pinneberg

LF 4: Lösung Fall 3

Arbeitsschritt	Instrumente	Material
Begrüßung des Patienten	–	–
Entgegennahme und Einlesen der Gesundheitskarte	Kartenlesegerät	–
Evtl. den Patienten noch ins Wartezimmer setzen, ansonsten gleich ins Behandlungszimmer führen und für die Behandlung vorbereiten	–	Tuch, Kette Wasserglas
Begrüßung durch den Zahnarzt	–	–
Untersuchung	Grundbesteck	–
Aufklärung durch den Zahnarzt über div. Füllungsmaterialien	–	Amalgam, Gold Keramik, Kunststoff
Röntgenaufnahme	Röntgengerät	Röntgenfilm 3 × 4 cm Bleischürze
Sensibilitätsprüfung	zahnärztliche Pinzette	Wattepellets, Kältespray
Betäubung	Injektionsbesteck	Anästhetikum
Präparation	Turbine + birnenförmiger Schleifer; Winkelstück und Rosenbohrer	–
Absaugen	Sauger, Saugkanüle	–
Trocknung der Kavität	Multifunktionsspritze	Luft
Unterfüllung	Heidemannspatel Kugelstopfer	z. B. Phosphatzement Glasplatte, Anrührspatel
Anlegen einer Matrize	z. B. Einmalmatrize oder Tofflemire-Matrize	
Trocknung des Arbeitsfeldes	zahnärztliche Pinzette	Watterollen
Füllung legen	Heidemannspatel, Kugelstopfer	Kunststoff
Aushärten	Polimerisationslampe	
Abnahme der Matrize	–	–
Kontrolle der Füllungshöhe	Millerpinzette	Blaupapier
Politur der Füllung	Winkelstück und Finierer, Gummi- oder Silikonpolierer	

Patienten auf dem Stuhl in Sitzstellung bringen, Abnahme des Tuches, Verabschiedung des Patienten

Abrechnung

Ä1, Ä925a, 8, 41a, 13c0

re-Mehrkostenberechnung:
GOZ Eurobetrag der Füllung × Faktor   36,11 × 2,3
– Bema Bewertungszahl der Füllung × fiktivem Punktwert   – 49 × 0,5

GOZ   83,05
Bema 24,50

Der Patient muss 14,30 Euro für die Füllung dazubezahlen

Hygiene

Alle Instrumente werden zunächst desinfiziert (Tauchbad od. Thermodesinfektor), dann abgespült, gereinigt, abgetrocknet und falls nötig eingeschweißt, sterilisiert und dann gelagert.

Röntgen

1. Durch Erhöhung des Heizstromes. Es werden dadurch mehr Elektronen freigesetzt.
   Durch Erhöhung der Spannung: Die Elektronen werden zur Anode hin stärker beschleunigt.
2. 10 Jahre
3. Der Kopf wird so weit angehoben, bis die gedachte Linie von der Kinnfurche bis zur Unterkante des Ohrläppchens parallel zum Boden verläuft = Unterkieferbezugslinie. Die Senkrechte, gefällt vom äußeren Augenwinkel, trifft diese Linie im Bereich des unteren 6-ers.

Verwaltung

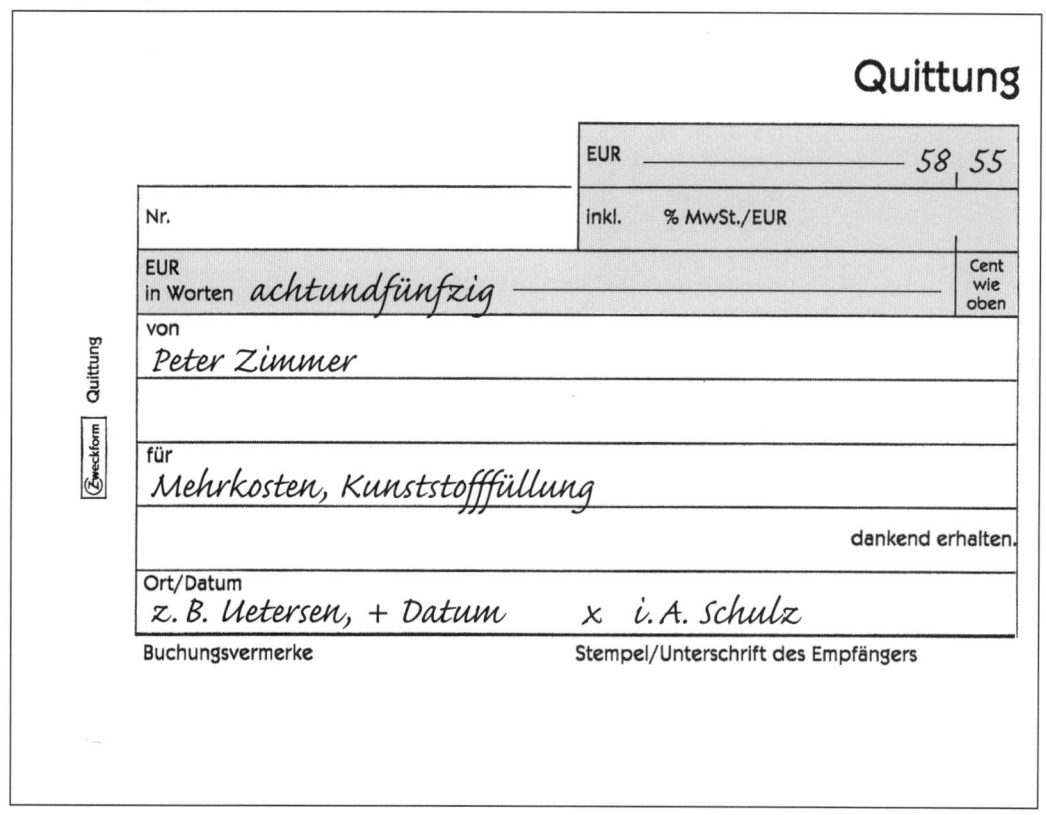

Quittung

EUR: 58,55

Nr.:
inkl. % MwSt./EUR:

EUR in Worten: achtundfünfzig
Cent wie oben

von: Peter Zimmer

für: Mehrkosten, Kunststofffüllung

dankend erhalten.

Ort/Datum: z. B. Uetersen, + Datum   x   i.A. Schulz

Buchungsvermerke   Stempel/Unterschrift des Empfängers

LF 4: Lösung Fall 4

Arbeitsschritt	Instrumente	Material
Begrüßung der Patientin	–	–
Entgegennahme und Einlesen der Gesundheitskarte	Kartenlesegerät	–
Patientin ins Behandlungszimmer begleiten und für die Behandlung vorbereiten	–	Tuch, Kette Wasserglas
Begrüßung durch den Zahnarzt	–	–
Untersuchung	Grundbesteck	–
Zahnstein entfernen	Ultraschallgerät mit verschiedenen Ansätzen für Zahnsteinentfernung, Scaler, Küretten	Absaugen des Kühlwasser mit der Saugkanüle
Mundbehandlung	zahnärztliche Pinzette	Wattepellets, z. B. Pyralvex
Sensibilitätsprüfung	zahnärztliche Pinzette	Wattepellets, Kältespray
Betäubung	Injektionsbesteck	Anästhetikum
Präparation der Kavität	Turbine und birnenförmiger Schleifer; Winkelstück und Rosenbohrer	–
Absaugen	Sauger, Saugkanüle	
Trocknung der Kavität	Multifunktionsspritze	Luft
Unterfüllung	Heidemannspatel Kugelstopfer	z. B. Phosphatzement, Anmischplatte, -spatel
Trocknung des Arbeitsfeldes	zahnärztliche Pinzette	Watterollen
Anlegen einer Matrize	Ringbandmatrize, z. B. Einmal- od. Tofflemire-Matrize	–
Einbringen des Füllungsmaterials	Heidemannspatel für Kunststoffe Kugel zum Stopfen	Composite
Aushärten des Füllmaterials	Polimerisationslampe	–
Abnahme der Matrize	–	–
Kontrolle der Füllungshöhe	Millerpinzette	Blaupapier
Politur der Füllung	Winkelstück, Finierer, Gummi- oder Silikonpolierer	

Patientin nach der Behandlung in Sitzstellung bringen, Tuch abnehmen, evtl. bis zur Garderobe begleiten und verabschieden

Abrechnung

Ä1, 8, 40, 13g, 107, 105

Hygiene

Heißluftsterilisator (veraltet), arbeitet mit heißer Luft; langer Sterilisationsvorgang (90 Minuten). Es können nicht alle Materialien darin sterilisiert werden z. B. kein Gummi, keine Abdecktücher.
Autoklav, arbeitet mit Wasserdampf und Druck. Kürzere Sterilisationszeit, es können auch empfindliche Materialien sterilisiert werden. Korrosionsempfindliche Materialien können nicht damit sterilisiert werden.
Auf den eingeschweißten Instrumenten ist ein Kontrollstreifen, der sich während der Sterilisation verfärbt. Der Kontrollstreifen zeigt nur an, dass sterilisiert wurde, aber nicht, ob die Instrumente steril sind. Man kann auch Kontrollröhrchen, die sich ebenfalls verfärben, einlegen.

Röntgen

1. Röntgenstrahlen entstehen durch Energieumwandlung: Schnell bewegte, energiereiche Elektronen treffen auf Materie, sie werden abgebremst. In der Röntgenröhre treffen die beschleunigten Elektronen auf eine Wolframscheibe. Bei der Abbremsung = Aufprallstelle, dem Bremsfleck, werden 99 % der auftretenden Energie in Wärme, und 1 % in Röntgenstrahlen umgewandelt.
2. Sie sollen kühl, dunkel, trocken, nicht im Röntgenraum aufbewahrt werden. Bevorratung nur für einen kürzeren Zeitraum, da das Filmmaterial altert.
3. Filter sollen langwellige Strahlenbündel zurückhalten und nur die Primärstrahlung freigeben. Sie sind hinter dem Strahlenfenster bzw. Tubus eingebaut. Es sind Metallplättchen aus Aluminium oder Kupfer.

Verwaltung

SEPA-Überweisung/Zahlschein

Name und Sitz des überweisenden Kreditinstituts: Spark. Südholstein
BIC: EURODE23PIN

Angaben zum Zahlungsempfänger: Fa. PAULSEN
IBAN: DE24 2003 0000 1223 4456 67
BIC: EURODE23PIN

Betrag: Euro, Cent: 653,03

Kunden-Referenznummer: RN 187

Angaben zum Kontoinhaber/Zahler: DR. WILHELM, Max
IBAN: DE22 2305 1030 2234 4556 67   08

Datum: 14.11.d.J.

LF 4: Lösung Fall 5

ZBA

Arbeitsschritt	Instrumente	Material
Begrüßung des Patienten	–	–
Patienten ins Behandlungszimmer begleiten und für die Behandlung vorbereiten		Tuch, Kette Wasserglas
Begrüßung durch den Zahnarzt	–	–
Untersuchung	Grundbesteck	
Oberflächenanästhesie	zahnärztliche Pinzette	Wattepellets, Oberflächenanästhetikum
Betäubung	Injektionsbesteck	Anästhetikum
Präparation der Kavität	Turbine mit birnenförmigem Schleifer; Winkelstück und Rosenbohrer; für die endgültige Form zylindrisches Instrument	–
Absaugen	Sauger, Saugkanüle	
Abdrucknahme	UK-Abformlöffel für den Gegenbiss	Alginat; Messbecher für Wasser und Pulver Anmischbecher, Spatel
	OK-Abformlöffel für die Abformung des präparierten Zahnes	z. B. Doppelmischabformung – Silikon fest und dünnfließend oder Impregum, Anmischblock, -spatel
Abspülen und Desinfektion der Abformung	–	Wasser, Desinfektionsmittel
Bestimmung der Zahnfarbe	Farbskala	Spiegel für den Patienten
Provisorischer Verschluss der Kavität	Heidemannspatel, Kugelstopfer	z. B. Cavit oder Phosphatzement, Anmischplatte, -spatel
Eingliederung des Inlays in einer weiteren Sitzung		
Entfernen des Provisoriums	Grundbesteck Sonde bzw. Winkelstück mit Bohrer	–
Reinigung/Trocknen der Kavität	Multifunktionsspritze	Wasser/Luft
Betäubung	Injektionsbesteck	Anästhetikum
Anlegen von Kofferdam	Spannrahmen, Kofferdamgummi, Lochstanze, Kofferdamklammern, -zange zum Aufsetzen der Kofferdamklammern	–
Trocknung der Kavität	Multifunktionsspritze	Luft
Anätzen der Kavität	Pinsel	Ätzgel, Flusssäuregel
Abspülen des Ätzgels	Multifunkionsspritze	Wasser
Erneute Trocknung der Kavität	Multifunktionsspritze	Luft
Einbringen des Adhäsivs	Pinsel	Silan
Einsetzen des Inlays	–	
Aushärten des Materials	Polimerisationslampe	–
Bisskontrolle	Millerpinzette	Blaupapier

Dem Patienten das Tuch abnehmen und ihn verabschieden.

Abrechnung

0010, Ä1, 0070, 2x Ä5000, 0080, 0090
2. Sitzung: 0090, 2040, 2170, 2197

Hygiene

1. desinfizieren, abspülen, reinigen, trocknen, evtl. einschweißen, sterilisieren, lagern
2. Die OP-Leuchte (evtl. nur den Griff), Speibecken, Multifunktionsspritze, Motoren für die Antriebe, Antriebe, Schwebetisch, Behandlungsstuhl: Armlehne, Kopfstütze, evtl., wenn verschmutzt, auch der Fußboden.

Röntgen

1. Ein Atom besteht aus dem Atomkern mit Protonen und Neutronen sowie Elektronen, die sich auf Schalen um den Atomkern bewegen.
2. Er hat an einer Ecke eine Markierung (im Film eine Delle), um die Röntgenaufnahme richtig zuordnen zu können. Der Film wird so eingelegt, dass die Markierung immer zur Krone hin zeigt.
3. Durch zu hohe Temperaturen wird der Entwicklungsvorgang beschleunigt, die Bilder werden zu dunkel.

Verwaltung

$785 \times 2,5 = 19,63$ EUR Rabatt

$$\begin{aligned} & 785,00 \\ & -\ 19,63 \\ \hline & 765,37 \text{ EUR nach Abzug des Rabatts} \end{aligned}$$

$\dfrac{756,37 \times 3}{100} = 22,96$ EUR Skonto

$$\begin{aligned} & 765,37 \\ & -\ 22,96 \\ \hline & 742,41 \text{ EUR} \end{aligned}$$

Er muss 742,41 EUR überweisen.

LF 5: Lösung Fall 1

ZBA

Arbeitsschritt	Instrumente	Material
Begrüßung der Patientin	–	–
Entgegennahme und Einlesen der Gesundheitskarte	Kartenlesegerät	–
Patientin ins Sprechzimmer begleiten und für die Behandlung vorbereiten	–	Tuch, Kette Wasserglas
Begrüßung durch den Zahnarzt	–	–
eingehende Untersuchung	Grundbesteck	–
Röntgenaufnahme	Röntgengerät	Röntgenfilm 15 × 30 cm, Bleischürze
Betäubung	Injektionsbesteck	Anästhetikum
Präparation der Kavität	Turbine und birnenförmiger Schleifer Winkelstück und Rosenbohrer	–
Absaugen	Sauger, Saugkanüle	–
Glätten der Kavitätenränder	Gingivalrandschräger, Winkelstück und Finierer	–
Schutz der Pulpa	Heidemannspatel	Medikament auf Calciumhydroxidbasis
Unterfüllung	Heidemannspatel Kugelstopfer	z. B. Phosphatzement, Glasplatte; Anmischblock, Anmischspatel
Anlegen der Matrize	z. B. Ivorymatrize	–
Trocknen der Umgebung	zahnärztliche Pinzette	Watterollen
Trocknen der Kavität	Multifunktionsspritze	Luft
definitive Füllung	Heidemannspatel Stopfer je nach Füllungsmaterial	Compomer oder Amalgam
bei Verwendung von Compomer: aushärten	Polimerisationlampe	–
Entnahme der Watterollen	zahnärztliche Pinzette	–
Abnahme der Matrize	–	–
Kontrolle der Füllungshöhe	Millerpinzette	Blaupapier
Bei Amalgamfüllung: Ausarbeiten der Füllung	Fissurenzeichner	
Bei einer Compomerfüllung: Politur der Füllung	Winkelstück, Finierer, Gummi- oder Silikonpolierer	

Da die Struktur des Unterkiefers sehr kompakt ist und das Betäubungsmittel das umliegende Gebiet nur schlecht durchdringen kann, wird die Betäubung in unmittelbarer Nähe eines Nervs gesetzt. Dadurch wird der von dem Nerv versorgte Bereich betäubt. Für Zahn 44 wurde am Foramen mandibulae injiziert, sodass der Bereich von 48–41 unempfindlich ist.

Nach der Behandlung die Patientin in Sitzstellung bringen, den Mund ausspülen lassen, Tuch abnehmen und sie verabschieden.

Abrechnung

01, Ä935d, 41a, 2x 25, 13a, 13b

Hygiene

$\dfrac{2\,000 \times 3}{100} = 20 \times 3 = 60$ ml Konzentrat und 1 940 ml Verdünner werden benötigt.

Röntgen

1. Vor der Aufnahme: Schmuck im Kopf- und Halsbereich abnehmen lassen. Herausnehmbaren Zahnersatz, Brille, Hörgeräte ablegen lassen. Dem Patienten eine Bleischürze umlegen, ihn dann vor das Röntgengerät stellen. Der Patient muss das Kinn auf die Kinnstütze legen und beißt mit den Frontzähnen in die Kerbe des Aufbissstückes. Mit beiden Händen hält er sich an den Handgriffen fest. Die Halswirbelsäule soll bei dieser Aufnahme gestreckt sein. Einstellung erfolgt über ein Lichtvisier, dann Fixierung des Kopfes mit der Stirnstütze. Während der Aufnahme darf sich der Patient nicht bewegen.
2. Die OPG-Aufnahme gehört zu den extraoralen Röntgenaufnahmen, da der Film sich in einer Kassette außerhalb des Mundes befindet.
3. sich während des Röntgenvorgangs nicht im Raum aufhalten
   keine Röntgenaufnahmen bei der Belichtung halten
   zur Eigenkontrolle Dosimeter tragen und regelmäßig auswerten lassen

Verwaltung

1. Die Aufbewahrungsfristen müssen beachtet werden:
   – Karteikarten: 3 Jahre
   – Durchschriften der AU: 1 Jahr
   – Aufzeichnungen über die Belehrung des Röntgenpersonals: 5 Jahre
2. Datenschutz bei der Entsorgung beachten.

LF 5: Lösung Fall 2

ZBA

Arbeitsschritt	Instrumente	Material
Begrüßung des Patienten	–	–
Patienten ins Sprechzimmer begleiten und für die Behandlung vorbereiten	–	Tuch, Kette Wasserglas
Begrüßung durch den Zahnarzt	–	–
Für die Behandlung	Grundbesteck	–
Oberflächenanästhesie	zahnärztliche Pinzette	Wattepellets Oberflächen-Anästhetikum: Gel, Flüssigkeit, Spray oder dergl.
Betäubung	Injektionsbesteck	Anästhetikum
Für die Behandlung (Präparation der Kavität)	Turbine und birnenförmiger Schleifer, Winkelstück und Rosenbohrer	–
Absaugen	Sauger, Saugkanüle	–
Behandlung der blutenden Pulpa	sofortiges Abdecken der blutenden Pulpa Heidemannspatel	nur Präparat auf Calciumhydroxidbasis
Unterfüllung	Heidemannspatel Kugelstopfer	z. B. Phosphatzement Anmischplatte, -spatel
Anlegen einer Matrize	z. B. Ivorymatrize	–
Trocknung des Arbeitsgebietes	zahnärztliche Pinzette	Watterollen
Trocknen der Kavität	Multifunktionsspritze	Luft
Einbringen des Füllmaterials	Heidemannspatel Kugelstopfer	z. B. Compomer
Aushärten des Füllmaterials	Polimerisationslampe	–
Entnahme der Watterollen	zahnärztliche Pinzette	–
Abnahme der Matrize	–	–
Kontrolle der Füllungshöhe	Millerpinzette	Blaupapier
Politur der Füllung	Winkelstück, Finierer Gummi- oder Silikonpolierer	

Patienten in Sitzstellung bringen, den Mund ausspülen lassen, Tuch abnehmen und ihn verabschieden

Abrechnung

0010, Ä1, Ä5000, 0070, 7x 4050, 0080, 0090, 2340, 2070

Hygiene

Nach jeder Behandlung: Instrumente, Einheit, Speibecken, OP-Leuchte, Schwebetisch, Behandlungsstuhl desinfizieren. Außerdem müssen in der Praxis noch Arbeitsflächen, z. B. Schränke, Wäsche, persönliche Kleidung, Haut, Hände, Fußböden desinfiziert werden.
Desinfektion bedeutet Verminderung der Keimzahl, um Infektionen zu verhindern.

Röntgen

1. In einem luftleeren Glaskörper befinden sich die Kathode und die Anode. Durch Aufheizen der Kathode werden Elektronen freigesetzt, die sich zur Anode hin bewegen. Durch Anlegen von Hochspannung wird dieser Vorgang beschleunigt. An der Anode treffen die Elektronen auf eine Wolframscheibe, sie werden abgebremst. Dabei wird Energie freigesetzt. Sie besteht zu 99 % aus Wärme und nur zu 1 % aus Röntgenstrahlung.
2. Im Entwicklerbad werden die belichteten Silberbromidteilchen in metallisches Silber umgewandelt. Im Fixierbad werden die unbelichteten Silberbromidteilchen herausgelöst, das Bild wird haltbar gemacht.
3. Der Entwickler ist zu kalt, zu alt, zu kurz entwickelt worden, der Film war unterbelichtet.

Verwaltung

Fehler beim Ausstellen:
1. Kostenträger ist die BGW, da es sich um einen Betriebsunfall handelt.
2. Daher ist die Verordnung auch gebührenfrei.
3. Das Geburtsdatum fehlt.
4. Die Angabe der Gesundheitskarten-Gültigkeit ist nicht nötig.
5. Das Datum der Ausstellung fehlt.
6. Die Leerräume sind nicht entwertet.
7. Der Praxisstempel fehlt.
8. Angaben über Unfalltag und Unfallbetrieb fehlen.
9. Im Anschriftenfeld steht erst der Vorname, dann der Familienname. Richtig wäre es umgekehrt.
10. Altes Rezeptformular verwendet (Aufdruck für Ausgabedatum fehlt).
11. Die Mengenangabe entspricht nicht mehr den neuen Richtlinien.

LF 5: Lösung Fall 3

ZBA

Arbeitsschritt	Instrumente	Material
Begrüßung der Patientin	–	–
Entgegennahme und Einlesen der Gesundheitskarte	Kartenlesegerät	–
Patientin ins Sprechzimmer begleiten und für die Behandlung vorbereiten	–	Tuch, Kette Wasserglas
Begrüßung durch den Zahnarzt	–	–
eingehende Untersuchung	Grundbesteck	–
Sensibilitätsprüfung	zahnärztliche Pinzette	z. B. Wattepellets Kältespray
Röntgenaufnahme	Röntgengerät	Bleischürze Film 3 × 4 oder 2 × 3 cm
Betäubung	Injektionsbesteck	Anästhetikum
Für die Behandlung	Turbine und birnenförmiger Schleifer Winkelstück und steriler Rosenbohrer zum Abtragen der erkrankten Kronenpulpa bis zu den Wurzelkanaleingängen	
Absaugen	Sauger, Saugkanüle	–
Schutz der Wurzelpulpa	Heidemannspatel Kugelstopfer	Medikament auf Calciumhydroxidbasis
Unterfüllung	Heidemannspatel Kugelstopfer	z. B. Phosphatzement Anmischplatte, -spachtel
Anlegen der Matrize	Ringbandmatrize, z. B. Tofflemire	–
Trocknen des Arbeitsfeldes	zahnärztliche Pinzette	Watterollen
Trocknen der Kavität	Multifunktionsspritze	Luft
Einbringen der parapulpären Stifte	Dentinbohrer Winkelstück	parapulpäre Stifte
Füllung bei:		
Amalgam	Amalgampistole, -brunnen, Planstopfer, Kugelstopfer, birnenförmiger Stopfer	Amalgam
Kunststoff	Heidemannspatel Kugelstopfer Polimerisationslampe	Kunststoff
Nach Aushärtung: Entfernen der Watterollen, Abnahme der Matrize	–	–
Kontrolle der Füllungshöhe	Millerpinzette	Blaupapier
Ausarbeitung der Füllung bei Amalgam	Fissurenzeichner	–
bei Kunststoff: Politur der Füllung	Winkelstück, Finierer Gummi- oder Silikonpolierer	–

Abrechnung

01, 8, Ä925a, 41a, 27, 16, 13c

Prophylaxe

Bei schlecht gepflegten Zähnen setzt sich Plaque auf den Zähnen fest. Diese Beläge bilden die Grundlage für die Entwicklung von Mikroorganismen (Milchsäurebakterien), die den Zahn entkalken. Begünstigt wird diese Entwicklung durch Aufnahme von kohlenhydrathaltiger Nahrung (weiches Brot, Kuchen, Süßigkeiten). Da sich auf einem gepflegten Zahn keine Bakterien bilden können, gilt: **Ein sauberer Zahn wird niemals krank.**

Röntgen

1. Der Kopf muss so weit angehoben werden, bis die gedachte Linie von der Kinnfurche zum unteren Ohrläppchen parallel zum Boden verläuft. Die Senkrechte, gefällt vom äußeren Augenwinkel auf diese Linie, trifft den unteren 6-er.
2. Die Aufnahme muss noch 21 Jahre aufbewahrt werden: 11 Jahre bis zur Vollendung des 18. Lebensjahres, da es sich um ein Kind handelt + 10 weitere Jahre.
3. Die Verpackung hat eine Markierung, die auf dem Film als Delle auftritt. Die Markierung muss immer so eingelegt werden, dass sie zur Krone hin zeigt.

Verwaltung

$$\frac{37{,}50 \times 19}{119} = 5{,}99 \text{ EUR Mehrwertsteuer}$$

37,50 EUR Bruttobetrag
− 5,99 EUR Mehrwertsteuer
31,51 EUR Nettobetrag

Quittung Nr.

Währung: EUR

Betrag in Ziffern:
- Nettowert: 31,51
- + 19 % MwSt.: 5,99
- Gesamtbetrag: 37,50

Gesamtbetrag in Worten: siebenunddreißig
von: Dora Schwarz
für: Mundhygieneartikel
richtig erhalten zu haben, bestätigt
Ort: z.B. Pinneberg   Datum: 12.03.----
Buchungsvermerke
Stempel/Unterschrift des Empfängers: X i.A. Schulz

LF 5: Lösung Fall 4

ZBA

Arbeitsschritt	Instrumente	Material
Begrüßung des Patienten	–	–
Entgegennahme und Einlesen der Gesundheitskarte	Kartenlesegerät	–
Patienten ins Sprechzimmer begleiten und für die Behandlung vorbereiten	–	Tuch, Kette Wasserglas
Begrüßung durch den Zahnarzt	–	–
Untersuchung und Beratung	Grundbesteck	–
Röntgenaufnahme	Röntgengerät	Röntgenfilm 3 × 4 cm Bleischürze
Sensibilitätsprüfung	zahnärztliche Pinzette	Wattepellets Kältespray
Betäubung	Injektionsbesteck	Anästhetikum
Versuch der Kavitätenpräparation	Turbine und birnenförmiger Schleifer	–
Medikament zur Abtötung der Pulpa	zahnärztliche Pinzette	Wattepellet, Medikament (z. B. Toxavit, Depulpin)
Verschluss der Kavität	Heidemannspatel	Cavit
2. Sitzung: weitere Behandlung	Grundbesteck Turbine und birnenförmiger Schleifer, Winkelstück und Rosenbohrer zum Exkavieren bis zu den Kanaleingängen	–
Wurzelbehandlung (manuelle Aufbereitung)	Endobox und Sicherheitskettchen	–
zum Entfernen der Pulpa	Exstirpationsnadel	–
Röntgenmessaufnahme	Röntgengerät	Röntgenfilm 3 × 4 cm Bleischürze
Wurzelkanalaufbereitung: zur Erweiterung und Glättung der Wurzelkanäle	Reamer, Kerrfeile Hedströmfeile	–
Reinigung und Desinfektion der Wurzelkanäle	Spritze	Wasserstoffperoxid Natriumhypochlorid
Absaugen	Sauger, Saugkanüle	–
Trocknen	zahnärztliche Pinzette	Papierspitzen
Einbringen des Wurzelfüllmaterials	Winkelstück und Lentulo	z. B. Endomethasone, AH26, N2-Präparate
Verdichtung des Wurzelfüllmaterials	zahnärztliche Pinzette Plugger, Spreader	Guttaperchastifte
Kürzen der Guttaperchastifte	Schere oder Kugelstopfer Heidemannspatel und Flamme	–
Röntgenkontrollaufnahme der Wurzelfüllung	Röntgengerät	Röntgenfilm 3 × 4 cm Bleischürze
definitiver Verschluss des Zahnes:		
Anlegen einer Matrize	Ringbandmatrize	–
Trocknen des Arbeitsfeldes	zahnärztliche Pinzette	Watterollen
Trocknen der Kavität	Multifunktionsspritze	Luft
Füllung, z. B. Kunststoff	Heidemannspatel Kugelstopfer	Kunststoff
Aushärtung	Polimerisationslampe	–
Abnahme der Watterollen	zahnärztliche Pinzette	–
Abnahme der Matrize	–	–
Kontrolle der Füllungshöhe	Millerpinzette	Blaupapier
Politur der Füllung	Winkelstück, Finierer, Gummi- oder Silikonpolierer	–

Die Wurzelkanalaufbereitung kann auch maschinell erfolgen, dazu wird dann z. B. die Giromatic mit den verschiedenen Wurzelkanalaufbereitern verwendet.

Patienten vom Tuch befreien, ihn verabschieden und entlassen

Abrechnung

Ä1, Ä925a, 8, 40, 29, Ä925a, 2x 32, 2x 35, Ä925a, 13b, Ä7700

Hygiene

Da eine ZFA in exponierter Position ist, muss sie auf ihre äußere Erscheinung achten: immer sauber gekleidet sein (2 × in der Woche die Kleidung wechseln oder bei Bedarf, z. B. sichtbare Verschmutzung durch Blut), kein Piercing tragen, kurze Fingernägel haben, keinen Schmuck tragen, da selbst beim Tragen von Uhren oder Ketten vermehrt Keime vorhanden sind und beides nicht ausreichend desinfiziert werden kann; lange Haare nicht offen tragen.

Röntgen

1. a. die Halbwinkeltechnik, b. die Paralleltechnik, c. die Rechtwinkeltechnik
   Zu a.: Der Zentralstrahl ist so ausgerichtet, dass er im rechten Winkel auf die Winkelhalbierung trifft, die von Zahnachse und Zahnfilm gebildet wird.
   Zu b.: Zahnachse und Zahnfilm liegen parallel, der Zentralstrahl trifft senkrecht auf die Zahnachse und den Zahnfilm. Der Filmhalter ist nicht direkt mit dem Tubus verbunden.
   Zu c.: Tubus und Filmhalter sind fest miteinander verbunden. Der Zentralstrahl trifft senkrecht auf den Film.
2. Täglich, mindestens jedoch zweimal pro Woche
3. 2 Jahre

Verwaltung

AOK	LKK	BKK	IKK	VdAK	AEV	Knappschaft	**Arbeitsunfähigkeits-bescheinigung**
				X			zur Vorlage bei der Krankenkasse

Bei verspäteter Vorlage droht Krankengeldverlust!

D.A.K-Gesundheit

Name, Vorname des Versicherten: Müller, Peter
geb. am 03.07.60
Bergstr. 7
25436 Uetersen

Kassen-Nr.	Versicherten-Nr.	Status
2345678	123456789000	1

Vertragsarzt-Nr.	VK gültig bis	Datum
2275	10/22	20.03. d.J.

[X] Erstbescheinigung [ ] Folgebescheinigung

[ ] Arbeitsunfall, Arbeitsunfallfolgen, Berufskrankheit [ ] Dem Durchgangsarzt zugewiesen

Arbeitsunfähig seit: 20.03 d.J.
Voraussichtlich arbeitsunfähig bis einschließlich: 20.03 d.J.
Festgestellt am: 20.03 d.J.

X

Vertragsarztstempel / Unterschrift des Arztes

Diagnose: Dolor an Zahn 24

[ ] sonstiger Unfall, Unfallfolgen
[ ] Versorgungsleiden (BVG)

Es wird die Einleitung folgender besonderer Maßnahmen durch die Krankenkasse für erforderlich gehalten (z. B. Badekur, Heilverfahren, MDK)

Für Zwecke der Krankenkasse

Muster 1a (1. 1996)

LF 5: Lösung Fall 5

ZBA

Arbeitsschritt	Instrumente	Material
Begrüßung des Patienten	–	–
Patienten ins Sprechzimmer begleiten und für die Behandlung vorbereiten	–	Tuch, Kette Wasserglas
Begrüßung durch den Zahnarzt	–	–
Untersuchung	Grundbesteck	–
Vitalitätsprüfung	zahnärztliche Pinzette	Wattepellet Kältespray
Röntgenaufnahme	Röntgengerät	Röntgenfilm 3 × 4 cm Bleischürze
Betäubung	Injektionsbesteck	Anästhetikum
Für die Präparation	Turbine und birnenförmiger Schleifer Winkelstück und Rosenbohrer	
Absaugen	Sauger, Saugkanüle	–
Exstirpation der gesamten vitalen Pulpa	Exstirpationsnadel	–
Röntgenmessaufnahme	Röntgengerät	Bleischürze Röntgenfilm 3 × 4 cm
Aufbereitung der Wurzelkanäle	Reamer, Kerrfeile, Hedströmfeile	
Zur Sicherung der Handinstrumente	Sicherheitskettchen	–
Reinigung und Desinfektion der Wurzelkanäle	Spritze	Wasserstoffperoxid Natriumhypochlorid
Trocknen der Wurzelkanäle	zahnärztliche Pinzette	Papierspitzen
Wurzelfüllung	Winkelstück und Lentulo	AH26, Endomethasone N2-Präparate
Verdichtung des Wurzelfüllmaterials	zahnärztliche Pinzette Plugger oder Spreader	Guttaperchastifte
Kürzen der Guttaperchastifte	Schere, angewärmter Kugelstopfer oder Heidemannspatel, Flamme	–
Röntgenkontrollaufnahme der Wurzelfüllung	Röntgengerät	Bleischürze Röntgenfilm 3 × 4 cm
Einbringen parapulpärer Stifte	Winkelstück Dentinbohrer	parapulpäre Stifte
Anlegen der Matrize	Ringbandmatrize	–
Trocknen des Arbeitsfeldes	zahnärztliche Pinzette	Watterollen
Trocknen der Kavität	Multifunktionsspritze	Luft
Legen der Füllung	Heidemannspatel Kugelstopfer	Kunststoff
Aushärten der Füllung	Polimerisationslampe	–
Entfernung der Watterollen	zahnärztliche Pinzette	–
Abnahme der Matrize	–	–
Kontrolle der Füllungshöhe	Millerpinzette	Blaupapier
Politur der Füllung	Winkelstück und Finierer Gummi- oder Silikonpolierer	–

Abrechnung

Ä1, Ä5, Ä5000, 007, 2x 009, 2x 236, Ä5000, 2x 241, 2x 244, Ä5000, 3x 213 und Materialkosten für 3 Stifte, 209

Hygiene

Mögliche Antworten:
Vorteile: Instrumente können ohne Vorbehandlung in den Thermodesinfektor
gleichzeitige Reinigung und Desinfektion
Instrumente können über einen längeren Zeitraum im Thermodesinfektor gesammelt werden
Zeitersparnis für das Personal
geringe Verletzungsgefahr
Programm läuft automatisch ab
keine Geruchsbelästigung durch Chemikalien
vom Robert-Koch-Institut empfohlen
Nachteile: teuer in der Anschaffung
hoher Energieverbrauch
nur ausreichend korrosions- und temperaturbeständige Instrumente können damit desinfiziert werden
regelmäßige Wartung und Kontrolle erforderlich

Röntgen

1. Patientendaten
   wann/was/wo geröntgt wurde
   Mehrfachaufnahmen sollen dadurch vermieden werden.
2. An der Anode werden die Elektronen beim Aufprall auf die Wolframscheibe abgebremst. Es entsteht Bremsstrahlung, die zu 99 % aus Wärme und zu 1 % aus Röntgenstrahlung besteht.
3. Bei der Rechtwinkeltechnik sind Filmhalter und Tubus fest miteinander verbunden. Zahnachse und Film liegen parallel.

Verwaltung

$18{,}60 \times 6 = 111{,}60 \text{ EUR}$ $\qquad \dfrac{111{,}60 \times 3}{100} = 3{,}35$

$$\begin{array}{r} 111{,}60 \\ 3{,}35 \\ \hline 108{,}25 \text{ EUR} \end{array}$$

Der Gesamtpreis für 6 Mundspiegel beträgt 108,25 EUR.

LF 5: Lösung Fall 6

ZBA

Arbeitsschritt	Instrumente	Material
Begrüßung des Patienten	–	–
Entgegennahme und Einlesen der Gesundheitskarte	Kartenlesegerät	–
Patienten ins Sprechzimmer begleiten und für die Behandlung vorbereiten	–	Tuch, Kette Wasserglas
Begrüßung durch den Zahnarzt	–	–
eingehende Untersuchung und Beratung	Grundbesteck	–
Röntgenaufnahme	Röntgengerät	Röntgenfilm 3 × 4 cm Bleischürze
Sensibilitätsprüfung	zahnärztliche Pinzette	Wattepellets Kältespray
Eröffnen des Zahnes	Turbine und birnenförmiger Schleifer Winkelstück und Rosenbohrer	
Absaugen von Kühlflüssigkeit	Sauger, Saugkanüle	–
Röntgenmessaufnahme	Röntgengerät	Röntgenfilm 3 × 4 cm Bleischürze
Aufbereitung der Wurzelkanäle	Reamer, Kerrfeile, Hedströmfeile	–
Sicherung der Handinstrumente	Sicherheitskettchen	
Reinigen, desinfizieren	Spritze	Natriumhypochlorid Wasserstoffperoxid
Trocknen des Wurzelkanals	zahnärztliche Pinzette	Papierspitze
Medikamentöse Einlage zur Reinigung, Desinfektion des Wurzelkanals	zahnärztliche Pinzette	Papierspitze mit Medikament (z. B. CHKM)
Provisorischer Verschluss des Zahnes	Heidemannspatel	Cavit
Nach weiterer medikamentöser Einlage	s. o.	
Entfernen der med. Einlage	zahnärztliche Pinzette	–
Reinigung und Trocknung der Wurzelkanäle	Spritze zahnärztliche Pinzette	Wasserstoffperoxid Papierspitze
Wurzelfüllungen	Winkelstück und Lentulo	z. B. AH26, N2-Präparate Endomethasone
Verdichten des Wurzelfüllmaterials	zahnärztliche Pinzette Plugger oder Spreader	Guttaperchastifte
Röntgenkontrollaufnahme der Wurzelfüllungen	Röntgengerät	Röntgenfilm 3 × 4 cm Bleischürze
Kürzen der Guttaperchastifte	Schere, Kugelstopfer oder Heidemannspatel und Flammo	
Provisorischer Verschluss	Heidemannspatel	Cavit
In der folgenden Sitzung:		
Entfernen des provisorischen Verschlusses	Sonde	–
Einbringen parapulpärer Stifte	Winkelstück, Dentinbohrer	parapulpäre Stifte
Anlegen der Matrize	Ringbandmatrize	
Trocknung des Arbeitsfeldes	zahnärztliche Pinzette	Watterollen
Trocknung der Kavität	Multifunktionsspritze	Luft
Füllung	Amalgampistole, Amalgambrunnen	Amalgam
Kondensierung	Kugelstopfer, Planstopfer, birnenförmiger Stopfer	–

Arbeitsschritt	Instrumente	Material
Entfernen der Watterollen	zahnärztliche Pinzette	–
Entfernen der Matrize	–	–
Kontrolle der Füllungshöhe	Millerpinzette	Blaupapier
Ausarbeiten der Füllung	Fissurenzeichner	–
	Heidemannspatel	

Patienten in Sitzstellung bringen, Mund ausspülen lassen, Tuch abnehmen, Termin für die Politur der Füllung vereinbaren, verabschieden und entlassen

Abrechnung

Ä1, Ä925a, 8, 31, Ä925a, 2x 32, 2x 34, 2x 35, Ä925a, 13c, 16

Hygiene

Die trockenen Handoberflächen werden mit 3–4 ml Desinfektionslösung eingerieben. Einwirkzeit 30–60 Sekunden. Entnahme der Desinfektionslösung aus einem Wandspender
– vor jeder Behandlung
– nach jeder Behandlung
– bei Behandlungsunterbrechung

Röntgen

1. Der Zentralstrahl trifft mesial oder distal auf die Zahnoberfläche. Eine solche Aufnahme wird bei mehrwurzeligen Zähnen vorgenommen, um die Wurzeln einzeln darzustellen.
2. Der Patient muss so sitzen, dass eine gedachte waagerechte Linie, die durch die Pupillen verläuft, parallel zum Boden liegt. Seitlich gesehen soll die Linie von der Nasenunterkante zur Ohröffnung waagerecht verlaufen. Die Senkrechte, die vom äußeren Augenwinkel ausgehend diese Linie trifft, erreicht den oberen 6-er.
3. Unter Energiedosis versteht man die durch ionisierende Strahlung auf Materie übertragene und dort absorbierte Energie.

Verwaltung

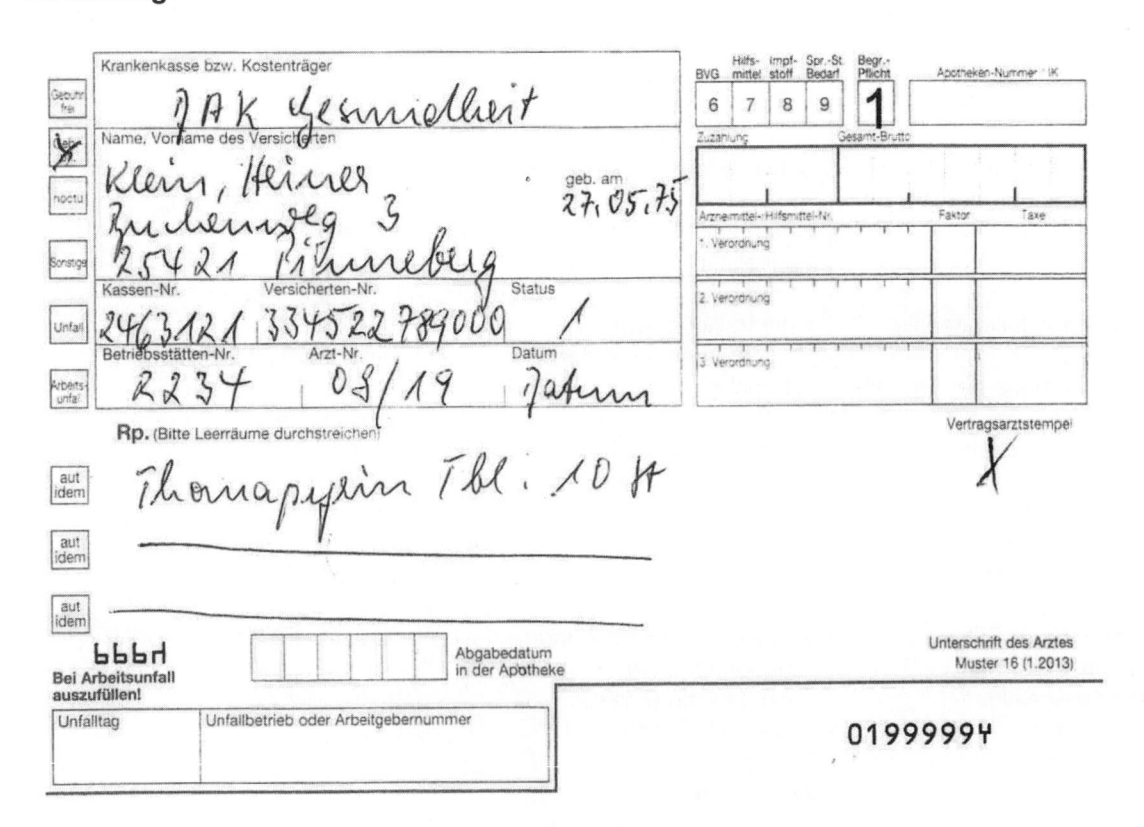

LF 8: Lösung Fall 1

ZBA

Arbeitsschritt	Instrumente	Material
Begrüßung des Patienten	–	–
Entgegennahme und Einlesen der Gesundheitskarte	Kartenlesegerät	–
Patienten ins Sprechzimmer begleiten und für die Behandlung vorbereiten	–	Tuch, Kette Wasserglas
Begrüßung durch den Zahnarzt	–	–
Beratung	Grundbesteck	–
Röntgenaufnahme	Röntgengerät	Röntgenfilm 3 × 4 cm Bleischürze
Betäubung	Injektionsbesteck	Anästhetikum
Lockerung des Zahns	Gerader Beinscher Hebel	–
Entfernen des Zahns	OK-Praemolarenzange	–
Entfernung der Zyste[1]:		
Schleimhautschnitt	Skalpell	–
Bildung des Muco-Periost-Lappens	Raspatorium	–
Halten des Schleimhautlappens	Wundhaken nach Langenbeck	–
Eröffnen des Kieferknochens	Winkelstück oder Handstück und Lindemannfräser	–
zwischendurch absaugen	chirurgischer Sauger	–
Entfernen der Zyste	Zystenheber	–
Auskratzen der Wunde	scharfer Löffel	–
Spülung der Wunde	Spritze	isotonische Kochsalzlösung
Verschluss der Wunde	Nadelhalter Nadel Nahtmaterial (Faden) chirurgische Pinzette Schere	–
Röntgenaufnahme	Röntgengerät	Bleischürze Röntgenfilm 3 × 4 cm
Stillung der Blutung	zahnärztliche Pinzette	Aufbeißen auf Tupfer

Patient in Sitzstellung bringen, evtl. von Blut reinigen, Tuch abnehmen, Verhaltensregeln mitgeben, Termin zur Nachbehandlung vereinbaren und verabschieden.

Hyperventilation: kann bei Angst, innerer Anspannung, Nervosität auftreten. Steigerung der Atmung bei zu schneller und oberflächlicher Atmung.

Maßnahmen: Beruhigend auf den Patienten einwirken, ihn ablenken. Rückatmungsbeutel oder Plastiktüte verwenden, um CO_2-Gehalt zu erhöhen.

Abrechnung

Ä1, Ä925a, 40, 43, 56a, Ä925a, Ä7700

Hygiene

In einem Hygieneplan steht:
Was gereinigt wird: z. B. Hände, Einrichtungsgegenstände, Räume, Instrumente
Wie gereinigt wird: hygienische/chirurgische Händedesinfektion, Wisch- oder Sprühdesinfektion, Wischdesinfektion bei Fußböden, Tauch- oder Thermodesinfektion bei Instrumenten
Womit desinfiziert wurde, Angabe des Präparates
Wann: Angabe über Zeitpunkt, Rhythmus, Folge
Wer: z. B. Arzt, Personal, bei Räumen auch Reinigungspersonal

---

[1] Zyste: Eine Zyste ist ein mit Epithel ausgekleideter Hohlraum, der mit Zystenflüssigkeit gefüllt ist. Eine Zyste bildet sich u. a. an pulpatoten Zähnen.

Röntgen

1. Die Blende dient der Eingrenzung des Strahlenbündels und des Strahlenfeldes. Die nicht erwünschten Strahlenanteile werden von Metalllamellen der Blende resorbiert.
2. Eine mit einem Prüfkörper angefertigte Röntgenaufnahme wird ausgepackt, die eine Hälfte wird mit lichtundurchlässigem Material abgedeckt und dann 1 Minute der Dunkelkammerbeleuchtung ausgesetzt. Nach der Entwicklung dürfen keine bzw. nur geringfügige Abweichungen auftreten.
3. Aufbissaufnahmen werden zur Darstellung der 2. Ebene bei verlagerten Zähnen angefertigt oder zur Darstellung von Speichelsteinen. Der Patient beißt auf den Film, der zwischen die Zahnreihen gelegt wird.

Verwaltung

Arbeitsunfähigkeitsbescheinigung
zur Vorlage bei der Krankenkasse

Bei verspäteter Vorlage droht Krankengeldverlust!

AOK	LKK	BKK	IKK	VdAK	AEV	Knappschaft
				X		

TK

Name, Vorname des Versicherten: Hansen, Manfred
geb. am 16.04.64
Bogenstr. 91
25462 Halstenbek

Kassen-Nr.: 2463993
Versicherten-Nr.: 223456789000
Status: 1
Vertragsarzt-Nr.: 3456
VK gültig bis: 02/16
Datum: 31.03. d.J.

[X] Erstbescheinigung
[ ] Folgebescheinigung
[ ] Arbeitsunfall, Arbeitsunfallfolgen, Berufskrankheit
[ ] Dem Durchgangsarzt zugewiesen

Arbeitsunfähig seit: 31.03. d.J.
Voraussichtlich arbeitsunfähig bis einschließlich: 31.03. d.J.
Festgestellt am: 31.03. d.J.

X
Vertragsarztstempel / Unterschrift des Arztes

Diagnose: *Zustand nach chirurgischem Eingriff*

[ ] sonstiger Unfall, Unfallfolgen
[ ] Versorgungsleiden (BVG)

Es wird die Einleitung folgender besonderer Maßnahmen durch die Krankenkasse für erforderlich gehalten (z. B. Badekur, Heilverfahren, MDK)

Für Zwecke der Krankenkasse

Muster 1a (1. 1996)

LF 8: Lösung Fall 2

ZBA

Arbeitsschritt	Instrumente	Material
Begrüßung der Patientin	–	–
Entgegennahme und Einlesen der Gesundheitskarte	Kartenlesegerät	–
Patientin ins Sprechzimmer begleiten und für die Behandlung vorbereiten	–	Tuch, Kette Wasserglas
Begrüßung durch den Zahnarzt	–	–
Eingehende Untersuchung	Grundbesteck	–
Röntgenaufnahme	Röntgengerät	Röntgenfilm 15 × 30 cm Bleischürze
Betäubung	Injektionsbesteck	Anästhesie
Lockern des Zahns	Gerader Beinscher Hebel	–
Extraktion des Zahns	OK-Molarenzange für rechten oberen Molaren, Zacke zur Backe	–
Absaugen	chirurgischer Sauger	–
Auskratzen der Wunde	scharfer Löffel	–
Kontrollaufnahme der Wunde	Röntgengerät	Röntgenfilm 3 × 4 cm Bleischürze

Nasenblasversuch:
Zuhalten der Nase, dann soll die Patientin durch die Nase ausblasen. Da die Luft mit einem „blubbernden" Geräusch durch die Wunde entweicht, ist der Nasenblasversuch positiv.

Verschluss der Wunde: Schleimhautschnitt	Skalpell	–
Bildung des Muco-Periost-Lappens	Raspatorium	–
Periostschlitzung	chirurgische Pinzette zum Halten des Schleimhautlappens, Schlitzung des Periost zur Mobilisierung des Lappens	–
Den Schleimhautlappen über die Alveole legen und vernähen	chirurgische Pinzette, Nadelhalter, Nadel, Nahtmaterial	–
Abschneiden des Fadens	Schere	–
Druckverband	zahnärztliche Pinzette	Tupfer zum Aufbeißen

Patientin in Sitzstellung bringen, evtl. reinigen, Tuch abnehmen und entlassen

Abrechnung

01, Ä935d, 40, 44, Ä925a, 51a

Hygiene

Für die verschiedenen Bereiche in der zahnärztlichen Praxis gibt es unterschiedliche chemische Desinfektionsmittel. Je nachdem was gereinigt werden soll, sollen sie bakterizid, fungizid oder viruzid sein. Die Wirkungsweise dieser Mittel hängt aber auch von der Konzentration und der Einwirkzeit ab.

Röntgen

1. Bissflügelaufnahmen werden überwiegend gemacht, um Approximalkaries, Sekundärkaries oder überstehende Kronenränder zu erkennen. Da der Film mit Ausbisslasche zwischen die Zahnreihen gelegt wird, sind auf diesen Aufnahmen nur die Zahnkronen zu erkennen, jeweils OK und UK (Filmgröße 2,7 × 5,4 cm).
2. Der Entwickler war zu warm, zu konzentriert, das Bild überbelichtet oder es wurde zu lange entwickelt.
3. OPG-Aufnahmen, Kiefergelenkaufnahmen; Handaufnahmen und Fernröntgenaufnahmen überwiegend in der Kieferorthopädie

Verwaltung

Kassenrezept rot:	3 Monate mit Einschränkung. Die Kosten werden nur bis zu 4 Wochen von der Krankenkasse übernommen, danach muss der Patient sie alleine tragen.
Privatrezept blau:	3 Monate ohne Einschränkung
BTM-Verordnungsblatt gelb:	1 Woche
Grünes Verordnungsblatt:	für Medikamente, die nicht von der Krankenkasse übernommen werden und vom Patienten selbst gezahlt werden müssen. Unbegrenzt einlösbar.

LF 8: Lösung Fall 3

ZBA

Arbeitsschritt	Instrumente	Material
Begrüßung der Patientin	–	–
Patientin ins Sprechzimmer führen und für die Behandlung vorbereiten	–	Tuch, Kette Wasserglas
Begrüßung durch den Zahnarzt	–	–
Symptombezogene Untersuchung, Beratung	Grundbesteck	–
Röntgenaufnahme	Röntgengerät	Röntgenfilm 3 × 4 cm Bleischürze
Oberflächenanästhesie	zahnärztliche Pinzette	Wattepellet und Oberflächenanästhetikum oder Spray
Betäubung	Injektionsbesteck	Anästhetikum
Entfernung des Zahns	gerader Beinscher Hebel, UK-Praemolaren-Zange, tief greifende Zange Winkelstück und Fräser zum Erweitern der Alveole	–
Absaugen	chirurgischer Sauger	–
Auskratzen der Wunde	scharfer Löffel	–
Spülen der Wunde	Spritze	isotonische Kochsalzlösung
Die Patientin fest zubeißen lassen, um die Blutung zu stillen	zahnärztliche Pinzette	Tupfer
Röntgenaufnahme	Röntgengerät	Röntgenfilm 3 × 4 cm Bleischürze

Nachdem die Blutung steht, der Patientin das Tuch abnehmen, einen Termin für die Nachbehandlung vereinbaren, und sie dann entlassen.

Notfallkoffer: Er soll für alle zugänglich sein, jeder muss wissen, wo er gelagert wird. Er soll u. a. eine Sauerstoffflasche, einen Druckminderer, Beatmungsmasken für Kinder und Erwachsene, ein Blutdruckmessgerät, ein Stethoskop, Taschenlampe, Staubinde sowie eine Hyperventilationsmaske enthalten. Medikamente sollen evtl. im Kühlschrank aufbewahrt werden. Auf Vollständigkeit und Haltbarkeitsdatum der Medikamente achten.

Abrechnung

Ä1, Ä5, Ä5000, 0080, 0100, 0090 (verzögerter Wirkungseintritt) 3020, 0500, Ä5000

Hygiene

- 2 Minuten Hände und Unterarme mit Wasser und Flüssigwaschmittel reinigen, dabei auch Säuberung der Fingernägel
- Abtrocknen mit Einmal- oder Einweghandtuch
- 3 Minuten Hände und Unterarme mit Desinfektionsmittel einreiben (aus einem Wandspender)
- anschließend nur die Hände 2 Minuten mit Desinfektionsmittel einreiben
- nach vollständigem Verdunsten des Desinfektionsmittels sterile Handschuhe anziehen

Röntgen

1. – Auszubildende
   – Zahntechniker
   – Reinigungskräfte
   – ZFA ohne Röntgenqualifikation
2. Die Dunkelkammer muss auf Lichteinfall überprüft werden, ob Fenster und Türen auch dicht verschließen. Außerdem muss eine Überprüfung der Dunkelkammerleuchte erfolgen.
3. Die Zwischenwässerung nach dem Entwickeln sorgt dafür, dass keine Entwicklerreste ins Fixierbad weitergetragen werden.

Verwaltung

Dr. Fritz Noname
Zahnarzt
Goethestr. 77 10087 Berlin
Telefon: 0311 700600 Fax: 0311 700114

Rp.   Ort, Datum

Ibuprofen Trpf. 10 ml

Für
Sabine Münch
Feuerstr. 7
25421 Pinneberg

LF 8: Lösung Fall 4

ZBA

Arbeitsschritt	Instrumente	Material
Begrüßung des Patienten	–	–
Entgegennahme und Einlesen der Gesundheitskarte	Kartenlesegerät	–
Patienten ins Sprechzimmer begleiten und für die Behandlung vorbereiten	–	Tuch, Kette Wasserglas
Begrüßung und Aufklärung durch den Zahnarzt	–	–
Untersuchung	Grundbesteck	–
Röntgenaufnahmen	Röntgengerät	Bleischürze 2 Filme 3 × 4 cm
Betäubung	Injektionsbesteck	Anästhetikum
Extraktionen:		
Luxieren des Zahnes und Lösen der Sharpeyschen Fasern	gerader Beinscher Hebel	–
Zahn 16	OK-Molarenzange rechts (Zacke zur Backe)	–
Zähne 15, 14, 24	OK-Praemolarenzange	–
Absaugen	chirurgischer Sauger	–
Für das Abtragen des Alveolarfortsatzes	Winkelstück und chirurgischer Rosenbohrer, evtl. Diamanten zum Glätten	–
Säubern der Wunde	scharfer Löffel, Spritze	isotonische Kochsalzlösung
Naht legen	Nadelhalter, Nadel, Nahtmaterial, chirurgische Pinzette, Schere	–
Aufbeißen lassen, um die Blutung zu stillen	zahnärztliche Pinzette	Tupfer

Patient in Sitzstellung bringen, evtl. von Blut reinigen, Tuch abnehmen, Termin für Nachbehandlung und Entfernen der Nähte vereinbaren, dann entlassen

Abrechnung

Ä1, Ä925a, 3x 40, 1x 43, 3x 44, 1x 62

Hygiene

Sie richtet sich nach dem Gefahrenpotenzial von Medizinprodukten, d. h. es hängt davon ab, ob die Instrumente Schleimhautkontakt haben (z. B. Handinstrumente für die allgemeine Untersuchung) oder nicht (z. B. bei Kontakt mit extraoralem Gesichtsbogen), oder aber Blutkontakt haben (z. B. chirurgische Instrumente, PA-Instrumente). Bei Instrumenten mit Blutkontakt muss eine Dokumentation über hygienische Maßnahmen erfolgen: Tag der Sterilisation, Ablauf der Lagerungszeit, wer für die Pflege der Instrumente verantwortlich war. Es muss auch die Chargennummer des Autoklaven angegeben werden.

Röntgen

1. Ein Strahlendosimeter soll nachweisen, ob das Röntgenpersonal Strahlung direkt ausgesetzt ist. Das Dosimeter wird am Oberkörper unter der Schutzkleidung getragen und alle 4 Wochen wird kontrolliert, ob Strahlung aufgenommen wurde. Dazu muss die Plakette eingeschickt werden.

2. Mögliche Antworten:
   - schwärzen photographische Schichten
   - für den Menschen unsichtbar
   - durchdringen Materie
   - haben ionisierende Wirkung
   - schädigen lebendes Gewebe
   - bringen bestimmte Substanzen zum Leuchten
3. Anlegen einer Bleischürze
   Halten eines Schutzschildes
   Einblenden bei Kiefergelenk- und Fernröntgenaufnahmen

Verwaltung

SEPA-Überweisung/Zahlschein

Name und Sitz des überweisenden Kreditinstituts: Spark. Südholstein
BIC: EURODE22PIN

Nur für Überweisungen in Deutschland, in andere EU-/EWR-Staaten und in die Schweiz, sowie nach Monaco in Euro.

Angaben zum Zahlungsempfänger: VERSANDHAUS WITT WEIDEN

IBAN: DE25 2303 3001 0012 3456 78

BIC des Kreditinstituts/Zahlungsdienstleisters: CENTDE5PIN

Betrag: Euro, Cent: 35,80

Kunden-Referenznummer: RN 379

Angaben zum Kontoinhaber/Zahler: SCHULZ SABINE

IBAN: DE22 3051 0300 2345 6778   08

Datum: 14.11.d.J.
Unterschrift(en): S. Schulz

Ihr nächster Termin:

						Datum	Uhrzeit
Mo	(Di)	Mi	Do	Fr	Sa	01.04.d.J.	11:00
Mo	Di	Mi	Do	Fr	Sa		
Mo	Di	Mi	Do	Fr	Sa		
Mo	Di	Mi	Do	Fr	Sa		
Mo	Di	Mi	Do	Fr	Sa		
Mo	Di	Mi	Do	Fr	Sa		

Praxisstempel
X

Falls Sie zu einem Termin verhindert sind, geben Sie uns bitte rechtzeitig Bescheid. Danke.

LF 8: Lösung Fall 4

LF 8: Lösung Fall 5

ZBA

Arbeitsschritt	Instrumente	Material
Begrüßung des Patienten	–	–
Patienten ins Sprechzimmer begleiten und für die Behandlung vorbereiten	–	Tuch, Kette Wasserglas
Begrüßung durch den Zahnarzt	–	–
Eingehende Untersuchung und Beratung	Grundbesteck	–
Röntgenaufnahmen	Röntgengerät	Röntgenfilm 15 × 30 cm für OPG, 2 × 3 cm für Einzelaufnahme Bleischürze
Oberflächenanästhesie	zahnärztliche Pinzette	Wattepellets und Oberflächenanästhetikum oder Spray
Betäubung	Injektionsbesteck	Anästhetikum
Lösen der Sharpeyschen Fasern und Lockern der Zähne	gerader Beinscher Hebel	–
Zahn 16	OK-Molarenzange rechts (Zacke zur Backe)	
Zahn 24	Für Zahn 24 Praemolarenzange, Fräser, Winkelstück, evtl. Wurzelzange, scharfer Löffel	
Zähne 15, 14	OK-Prarmolarenzange	–
Absaugen	chirurgischer Sauger	–
Für das Abtragen des Alveolarfortsatzes	Winkelstück und chirurgischer Rosenbohrer, evtl. Diamanten zum Glätten	–
Reinigen, Spülen der Wunde	scharfer Löffel, Spritze	isotonische Kochsalzlösung
Verschluss der Wunde	Nadelhalter, Nadel, Nahtmaterial, chirurgische Pinzette, Schere	–
Blutungsstillung durch Aufbeißen (Druckverband)	zahnärztliche Pinzette	Tupfer

Patienten in Sitzstellung bringen, Tuch abnehmen, Terminvereinbarung und entlassen

Abrechnung

0010, Ä1, Ä5004, Ä5000, 2x0080, 5x 0090, 3x3010, 3020, 0500
Die Alveolotomie ist nicht abrechenbar, da keine vier nebeneinanderliegenden Zähne vorhanden sind.

Hygiene

Desinfizieren, abspülen, reinigen, trocknen, pflegen, einschweißen, sterilisieren, anschließend Lagerung bis zum nächsten Einsatz.
Chirurgische Instrumente müssen immer eingeschweißt werden. Auf der Einschweißfolie muss vermerkt sein: Datum des Einschweißens, Haltbarkeitsdauer, wer Umgang mit den Instrumenten hatte, welcher Autoklav benutzt wurde sowie Zeit, Temperatur, Druck. Ferner muss auch vermerkt werden, wer den Autoklaven geöffnet und ausgeräumt hat.
Die Dokumentation muss 10 Jahre lang aufbewahrt werden.

Röntgen

1. Geschlechtsorgane (Ovarien, Gonaden), Embryo, Foetus, Knochenmark, Dünndarm
2. Kühl, trocken, dunkel lagern. Da Filmmaterial altert, nicht zu große Vorräte lagern.
3. Im Kontrollbereich, 1,5 m um das Röntgengerät herum, darf sich nur die Person aufhalten, die geröntgt wird.

Verwaltung

$$\frac{485{,}90 \times 3}{10} = 145{,}77 \text{ EUR kosten 3 Packungen Röntgenfilme.}$$

$$\frac{145{,}77 \times 3}{100} = 4{,}37 \text{ EUR Skonto dürfen abgezogen werden.}$$

$$\begin{array}{r} 145{,}77 \\ -4{,}37 \\ \hline 141{,}40 \end{array}$$ EUR kosten die Röntgenfilme.

LF 8: Lösung Fall 6

ZBA

Arbeitsschritt	Instrumente	Material
Begrüßung des Patienten	–	–
Entgegennahme und Einlesen der Gesundheitskarte	–	–
Patienten ins Sprechzimmer begleiten und für die Behandlung vorbereiten	–	Tuch, Kette Wasserglas
Begrüßung durch den Zahnarzt	–	–
Untersuchung	Grundbesteck	–
Röntgenaufnahme	Röntgengerät	Röntgenfilm 3 × 4 cm Bleischürze
Betäubung	Injektionsbesteck	Anästhetikum
Lockern des Zahns	gerader Beinscher Hebel, UK-Praemolarenzange	
Extraktionsversuch		–
Aufklappung:		
Schleimhautschnitt	Skalpell	–
Bildung des Muco-Periost-Lappens	Raspatorium	–
Halten des Muco-Periost-Lappens	Wundhaken nach Langenbeck	–
Abtragen des Kieferknochens	Winkelstück und Lindemannfräser	–
Absaugen	chirurgischer Sauger	–
Heraushebeln des Zahnes	Beinscher Hebel	–
Reinigen der Wunde:		
Auskratzen	scharfer Löffel	–
Spülen	Spritze	isotonische Kochsalzlösung
Verschluss der Wunde	Nadelhalter, Nadel, Nahtmaterial, chirurgische Pinzette, Schere	–
Röntgenkontrolle der Wunde	Röntgengerät	Röntgenfilm 3 × 4 cm Bleischürze

Wenn die Blutung steht, den Patienten in Sitzstellung bringen, evtl. säubern, Tuch abnehmen, Verhaltensregeln erklären, ihn verabschieden.

Verhaltensregeln:
Mögliche Antworten:
- keinen Kaffee, Cola, Tee oder Alkohol trinken
- kein Nikotin
- keine Milchprodukte zu sich nehmen
- sich nicht hinlegen
- keine körperliche Anstrengung
- nur mit feuchtem, kalten Lappen kühlen, keine Eisumschläge auflegen
- nicht spülen

Abrechnung

Ä1, Ä925a, 41a, 47a, Ä925a

Hygiene

$$\frac{4\,000 \times 3}{100} = 120 \text{ ml Konzentrat}$$

$$\begin{array}{r} 4\,000 \\ -120 \\ \hline 3\,880 \text{ ml Verdünner} \end{array}$$

120 ml Konzentrat und 3 880 ml Verdünner werden benötigt.

Röntgen

1. – Einzelzahnaufnahmen: 2 × 3 cm
   Bissflügelaufnahmen: 2,7 × 5, 4 cm
   Fernröntgenaufnahmen: 18 × 24 cm
   Aufbissaufnahmen: 4 × 5 cm
   OPG-Aufnahmen: 15 × 30 cm
2. Man erfasst 3 Zähne.
3. Bissflügelaufnahmen: zum Erkennen von Approximalkaries, Sekundärkaries sowie überstehenden Kronenrändern. Es werden nur die Zahnkronen von OK und UK erfasst. Der Film hat eine Lasche, auf die der Patient beißt und liegt senkrecht zur Zahnreihe.
   Aufbissaufnahmen werden zur Darstellung der 2. Ebene bei verlagerten Zähnen, zur genauen Lagebestimmung von Speichelsteinen und Zysten gemacht. Der Patient beißt auf den Röntgenfilm, der zwischen den Zahnreihen liegt.

Verwaltung

– falscher Name
– falsche Krankenkasse
– Karte abgelaufen

Die vorliegende Gesundheitskarte gehört zu den Primärkassen. Die Gesundheitskarte gehört nicht der Patientin Mustermann.

LF 8: Lösung Fall 7

ZBA

Arbeitsschritt	Instrumente	Material
Begrüßung des Patienten	–	–
Patienten ins Behandlungszimmer begleiten und für die Behandlung vorbereiten	–	Tuch, Kette Wasserglas
Begrüßung durch den Zahnarzt	–	–
Vorhandene Röntgenaufnahme bereitlegen	–	Röntgenbild
Betäubung	Injektionsbesteck	Anästhetikum
Entfernung des Zahns:		
Schleimhautschnitt	Skalpell	–
Bildung des Muco-Periost-Lappens	Raspatorium	–
Halten des Muco-Periost-Lappens	Wundhaken nach Langenbeck	–
Abtragen des Kieferknochens	Winkelstück und Lindemannfräser	–
Teilung des Zahns	Winkelstück und Lindemannfräser oder flammenförmiger Schleifer	
Absaugen während des Eingriffs	chirurgischer Sauger	–
Extraktion	gerader Beinscher Hebel oder tief greifende Zange	
Auskratzen der Wunde	scharfer Löffel	–
Spülen der Wunde	Spritze	isotonische Kochsalzlösung
Verschluss der Wunde	Nadelhalter, Nadel, Nahtmaterial, chirurgische Pinzette, Schere	–
Druckverband durch Zubeißen	zahnärztliche Pinzette	Tupfer

Ein Angina-Pectoris-Anfall äußert sich durch starke Schmerzen in der linken Brust, die in den linken Arm ausstrahlen. Der Patient wird unruhig, hat Angst und leidet unter Atemnot. Hilfe durch Gabe von Nitroglycerin.
Bei Patienten mit Kreislauferkrankungen Anästhetika ohne Vasokonstringentien verwenden.

Abrechnung

01, Ä935d, 41a, 48

Hygiene

Die Einschweißfolie muss an einer Seite ausreichend lang sein, um Tag des Einschweißens, Haltbarkeitsdatum, wer die Instrumente eingeschweißt hat, wer für die Sterilisation verantwortlich war, welcher Autoklav benutzt wurde, Angabe mit Temperatur, Zeit und Druck zu notieren. Es muss außerdem angegeben werden, wer den Autoklaven geöffnet und ausgeräumt hat.

Röntgen

1. Der Zentralstrahl trifft die Winkelhalbierende von Zahnachse und Zahnfilm im rechten Winkel (Isometrieregel).
2. Man fertigt eine Prüfkörperaufnahme an. Dazu müssen das gleiche Filmmaterial und die gleichen Werte wie bei der Abnahmeprüfung verwendet werden.
   Die Aufnahme der Abnahmeprüfung und die Testaufnahme werden dann verglichen.
3. Nach jeder Reparatur oder Veränderung der Röntgenröhre muss eine Konstanzprüfung erfolgen.

Verwaltung

Die Terminvergabe erfolgte nicht behandlungsgerecht, d. h. die Zeitplanung für einzelne Behandlungen war zu lang oder zu kurz bemessen. Die Eintragungen sind außerdem zu ungenau: z. T. keine Angabe der Behandlung, keine korrekte Namenseintragung.

LF 8: Lösung Fall 8

ZBA

Arbeitsschritt	Instrumente	Material
Begrüßung des Patienten	–	–
Patienten ins Behandlungszimmer begleiten und für die Behandlung vorbereiten	–	Tuch, Kette Wasserglas
Begrüßung durch den Zahnarzt	–	–
Untersuchung	Grundbesteck	–
Vitalitätsprüfung	zahnärztliche Pinzette	Wattepellets, Kältespray
Röntgenaufnahme	Röntgengerät	Röntgenfilm 3 × 4 cm Bleischürze
Betäubung	Injektionsbesteck	Anästhetikum
Trepanation des Zahns	Turbine und birnenförmiger Schleifer Winkelstück und Rosenbohrer	–
Röntgenmessaufnahme	Röntgengerät	Röntgenfilm 3 × 4 cm Bleischürze
Wurzelkanalaufbereitung	z. B. Reamer, Kerrfeile, Hedströmfeile, Rattenschwanzfeile	–
Zur Sicherung der Handinstrumente	Sicherheitskettchen	–
Reinigen und Desinfizieren des Wurzelkanals	Spritze	Natriumhypochlorid, Wasserstoffperoxid
Trocknen des Wurzelkanals	zahnärztliche Pinzette	Papierspitzen
Absaugen	Sauger, Saugkanüle	–
Wurzelspitzenresektion und Zystenentfernung:		
Schleimhautschnitt	Skalpell	–
Bildung des Muco-Periost-Lappens	Raspatorium	–
Halten des Muco-Periost-Lappens	Wundhaken nach Langenbeck	–
Eröffnen des Kieferknochens	Winkelstück und Lindemannfräser	–
Abtragen der Wurzelspitze	Winkelstück und Fräser	–
Entfernen der Wurzelspitze	Splitterpinzette zahnärztliche Pinzette	–
Vollständiges Entfernen der Zyste	Zystenheber	
Reinigung/Spülen der Wunde	scharfer Löffel Spritze	isotonische NaCl-Lösung
Wurzelfüllung	Winkelstück und Lentulo	AH26, N2-Präparate Endomethasone
Einbringen von Stiften	zahnärztliche Pinzette	Guttaperchastifte
Verdichten des Füllmaterials	Plugger, Spreader	–
Kürzen der Guttaperchastifte	mit erwärmter Kugel Heidemannspatel Schere	
Verschluss der Wunde	Nadelhalter Nadel Nahtmaterial chirurgische Pinzette Schere	–
Stillung der übermäßigen Nachblutung	zahnärztliche Pinzette	Tupfer und z. B. Thrombotuffon

Nachdem die Blutung steht, den Patienten evtl. säubern, Tuch abnehmen, Terminvereinbarung treffen für Nachbehandlung und Entfernen der Nähte, verabschieden und entlassen.

Abrechnung

Ä1, Ä5, 0070, Ä5000, 2390, Ä5000, 2x 2410, 2x 0090, 2x 2440, 2020, 2x 3120, 3190

Hygiene

– die Wunde zum Bluten bringen, dann antiseptisch behandeln
– Begutachtung bezüglich der Schnitttiefe, bei tieferer Schnittverletzung einen Chirurgen aufsuchen
– Eintrag in das Verbandbuch
– bei größeren Verletzungen Ausstellen einer Unfallmeldung an die Berufsgenossenschaft

Röntgen

1. Patienten wie zu einer Röntgenaufnahme des oberen 6-ers setzen (hier Zahn 16), dann, ca. 2 cm nach rechts versetzt, trifft man auf den Zahn 14.
2. Der Tubus wurde falsch eingestellt (bei der Winkelhalbierungstechnik). Der Zentralstrahl traf zu steil auf die Winkelhalbierende, der Winkel war größer als 90 Grad.
3. Zur Einzeldarstellung der Wurzeln bei mehrwurzeligen Zähnen, der Zentralstrahl trifft mesial oder distal auf den Zahn.

Verwaltung

Reihenfolge: e, c, f, a, d, b

LF 8: Lösung Fall 9

ZBA

Arbeitsschritt	Instrumente	Material
Begrüßung der Patientin	–	–
Patientin ins Behandlungszimmer begleiten und für die Behandlung vorbereiten	–	Tuch, Kette Wasserglas
Begrüßung durch den Zahnarzt	–	–
Für die Untersuchung	Grundbesteck	–
Bereitlegen des Röntgenbildes	–	–
Betäubung	Injektionsbesteck	Anästhetikum
Schleimhautschnitt erst buccal, dann palatinal	Skalpell	–
Bildung des Muco-Periost-Lappens	Raspatorium	–
Halten des Muco-Periost-Lappens	Wundhaken nach Langenbeck	–
Absaugen	chirurgischer Sauger	–
Eröffnen des Kieferknochens	Hand- oder Winkelstück und Lindemannfräser	–
Abtragen der Wurzelspitzen	Winkelstück und Fräser	–
Entfernen der Wurzelspitzen	scharfer Löffel Pinzette, Splitterpinzette	–
Auskratzen/Spülen der Wunde	scharfer Löffel, Spritze	isotonische NaCl-Lösung
Verschluss der Wunden	Nadelhalter Nadel Nahtmaterial chirurgische Pinzette Schere	–

Patientin verabschieden und entlassen, Termin für Nachbehandlung und Nahtentfernung vereinbaren.

| 20:30 Uhr: 2. Sitzung Behandlung der Nachblutung durch Druckverband | Patienten auf einen Tupfer mit blutstillendem Medikament beißen lassen | z. B. Thrombotuffon |

Wenn die Blutung steht, den Patienten erneut entlassen.

Abrechnung

01, Ä935d, 40, Ä161, 40, 2x 54b, 54a, Ä 7700
20:30 Uhr: 03, 36

Prophylaxe

Das Borstenfeld wird im Winkel von 45 Grad zum Zahnfleisch gerichtet. Die Zahnbürste liegt dabei so, dass sie jeweils zur Hälfte auf dem Zahn und zur Hälfte auf dem Zahnfleisch aufliegt. Dann kurze Rüttelbewegungen durchführen (Hin- und Herbewegungen). Die Stellung des Bürstenkopfes soll dabei nicht verändert werden. So rutschen die Borsten gleichzeitig in 2–3 Zahnzwischenräume und lockern den Zahnbelag. Diese Bewegungen werden je Gebiet 6- bis 10-mal durchgeführt. Um die Rückseite der Schneidezähne zu reinigen, wird die Bürste senkrecht gestellt. Die Kaufläche wird mit senkrecht aufliegenden Borsten gereinigt.

Röntgen

1. Geschützt wird der Film durch eine wasserdichte Verpackung. Nach dem Öffnen der Verpackung liegt der Film in einem schwarzen Papier, in das auf der Rückseite eine Metallfolie eingelegt ist.
2. Bei der orthoradialen Einstellung trifft der Zentralstrahl senkrecht auf die Zahnmitte und den abzubildenden Zahnbogenabschnitt.
Bei der mesialexzentrischen Aufnahme trifft der Zentralstrahl mesial, bei der distalexzentrischen Aufnahme distal auf die Zahnoberfläche.

3. Sie müssen fixiert werden, um das Bild haltbar zu machen. Dabei werden die unbelichteten Silberbromidteile entfernt, da sie ansonsten nachbelichtet werden würden und das Bild unbrauchbar wäre.

Verwaltung

AOK	LKK	BKK	IKK	VdAK	AEV	Knappschaft
X						

Arbeitsunfähigkeitsbescheinigung
zur Vorlage bei der Krankenkasse

Nordwest

Name, Vorname des Versicherten: Schulz, Agnes
geb. am 02.05.70
Heideweg 17
22523 Hamburg

Kassen-Nr.: 3456789
Versicherten-Nr.: 345678912000
Status: 1

Vertragsarzt-Nr.: 1134
VK gültig bis: 08/22
Datum: 01.04. d. J.

Bei verspäteter Vorlage droht Krankengeldverlust!

[X] Erstbescheinigung
[ ] Folgebescheinigung
[ ] Arbeitsunfall, Arbeitsunfallfolgen, Berufskrankheit
[ ] Dem Durchgangsarzt zugewiesen

Arbeitsunfähig seit: 01.04. d. J.
Voraussichtlich arbeitsunfähig bis einschließlich: 01.04. d. J.
Festgestellt am: 01.04. d. J.

X Vertragsarztstempel / Unterschrift des Arztes

Diagnose: Zustand nach operativem Eingriff

[ ] sonstiger Unfall, Unfallfolgen
[ ] Versorgungsleiden (BVG)

Es wird die Einleitung folgender besonderer Maßnahmen durch die Krankenkasse für erforderlich gehalten (z. B. Badekur, Heilverfahren, MDK)

Für Zwecke der Krankenkasse

Muster 1a (1. 1996)

LF 8: Lösung Fall 10

ZBA

Arbeitsschritt	Instrumente	Material
Begrüßung des Patienten	–	–
Entgegennahme und Einlesen der Gesundheitskarte	Kartenlesegerät	–
Patienten ins Sprechzimmer begleiten und für die Behandlung vorbereiten	–	Tuch, Kette Wasserglas
Röntgenaufnahme bereitlegen	–	Röntgenbild
Begrüßung durch den Zahnarzt	–	–
Beratung und Untersuchung	–	–
Betäubung	Injektionsbesteck	Anästhetikum
Für die Aufklappung:		
Schleimhautschnitt	Skalpell	–
Bildung des Muco-Periost-Lappens	Raspatorium	–
Halten des Muco-Periost-Lappens	Wundhaken nach Langenbeck	–
Eröffnen des Kieferknochens	Winkelstück und Lindemannfräser	–
Bei Teilung des Zahns	Turbine und flammenförmiger Schleifer	–
Entfernen des Zahns	Beinscher Hebel oder abgewinkelter Hebel, z. B. nach Flohr, Zange	
Absaugen	chirurgischer Sauger	

Die eröffnete Zyste wird nicht entfernt, der Zystenbalg bleibt erhalten. Die Zystenhöhle wird entweder austamponiert oder sie wird mit einem Obturator verschlossen, der Schleimhautlappen wird mit dem Zystenbalg vernäht. Die Zyste soll von innen heraus ausheilen.

Material zum Nahtlegen	Nadelhalter Nadel Nahtmaterial chirurgische Pinzette Schere	–
Oberfächenanästhesie	zahnärztliche Pinzette	Wattepellet, Oberflächenanästhetikum
Entfernen von Zahnstein	Ultraschallgerät mit div. Ansätzen oder Handinstrumente Scaler, Küretten	–

Nachdem die Blutung steht, den Patienten von dem Tuch befreien, evtl. reinigen, Verhaltensregeln erklären und verabschieden.

Verhaltensregeln:
mögliche Antworten:
– nicht rauchen
– keinen Kaffee, Tee, Alkohol, Cola trinken
– keine körperliche Anstrengung ausüben
– nicht hinlegen
– keine Milchprodukte zu sich nehmen
– nicht spülen
– nur feuchte, kalte Umschläge zum Kühlen verwenden, kein Eis auflegen

Abrechnung

Ä1, 41a, 47a, 56d
Das Entfernen von Zahnstein kann nur als Privatleistung abgerechnet werden, da in diesem Jahr bereits einmal Zahnstein entfernt wurde.
7x 405, 2x 008

Hygiene

- Schleimhaut, Hände, Handschuhe
- Instrumente
- Flächen
- Spezialbereiche wie: Absauganlage, zahntechnische Werkstücke, Praxis-Wäsche, Abformungen

Waschdesinfektion: Hände, Handschuhe
Tauchbad oder Thermodesinfektor: Instrumente
Wischdesinfektion: Flächen
Sprühdesinfektion: zahntechnische Werkstücke

Röntgen

1. Röntgenaufzeichnungen und Röntgenaufnahmen müssen 10 Jahre lang aufbewahrt werden.
2. Ob und wann er zuletzt geröntgt wurde, ob das betreffende Gebiet bereits geröntgt wurde. Bei Frauen: Frage nach einer evtl. bestehenden Schwangerschaft.
3. 2 × 3 cm für Einzelzahnaufnahmen oder bei Kindern, 3 × 4 cm Normalbild, 4 × 5 cm Aufbissaufnahme, 2,7 × 5,4 cm Bissflügelaufnahme, 18 × 24 cm Fernröntgenaufnahme, 15 × 30 cm OPG-Aufnahme.

Verwaltung

LF 10: Lösung Fall 1

ZBA

Arbeitsschritt	Instrumente	Material
Begrüßung der Patientin	–	–
Patientin ins Behandlungszimmer begleiten und für die Behandlung vorbereiten	–	Tuch, Kette
	Grundbesteck	Wasserglas
Begrüßung durch den Zahnarzt	–	–
Betäubung	Injektionsbesteck	Anästhetikum
Entfernen subgingivaler Konkremente	Hakenscaler	
	Hauen	–
Weichteilkürettage	Küretten	–
Zum Glätten der Wurzeloberflächen	Feilen	–
Absaugen	chirurgischer Sauger	–

Als Vorbehandlung muss ein PSI-Code (Parodontaler-Screening-Index) erstellt werden. Dabei wird die Mundhöhle in 6 Abschnitte = Sextanten unterteilt. Bei jedem Zahn wird an 6 verschieden Punkten die Taschentiefe mit einer Spezialsonde, der WHO-Sonde, bestimmt. Der jeweils höchste Wert eines Sextanten wird erfasst. Der Durchschnittswert aller Sextanten zeigt den Grad der parodontalen Erkrankung an.
Zur Bestimmung, wie stark das Parodontium betroffen ist, gibt es eine Code-Tabelle.
Vor jeder Parodontosebehandlung sollte auch eine professionelle Zahnreinigung erfolgen (PZR). Dabei wird als Vorbehandlung Zahnstein entfernt, die Zahnoberfläche sorgfältig geglättet und mit einem Pulverstrahlgerät zusätzlich behandelt. Zum Schutz der Zähne sollte noch eine Fluoridierung stattfinden.

Abrechnung

Ä1, Ä925d, 6x 40, 04

Fehler auf dem PA-Antrag:
- Kassennummer und Versicherungsnummer fehlen
- Es soll eine geschlossene Kürettage durchgeführt werden, daher sind die Zähne 16, 45 falsch angegeben.
- Zahn 37 wurde nicht zur Behandlung angegeben.
- Pos. 4 wurde nicht beantragt.
- 4 Nachbehandlungen wurden vorgegeben.
- P 200 8x; P 201 4x

Prophylaxe

Neben der regelmäßigen Nutzung der Zahnbürste (möglichst nach jeder Mahlzeit), Zahnseide oder Interdentalbürsten zur Reinigung der Zahnzwischenräume verwenden. Zur Festigung des Zahnschmelzes Zahnpasta mit Aminfluorid verwenden, einmal wöchentlich die Zähne mit Fluor behandeln z. B. Fluorgel.
Zur Spülung plaquelösende Mittel verwenden.

Röntgen

1. **Genetische Schäden** = Schäden, die erst in der übernächsten Generation auftreten. Es handelt sich dabei um Veränderungen des Erbgutes.
   Somatische Schäden = Schäden am Körper des bestrahlten Patienten, sie treten häufig nach Therapiebehandlung auf: Müdigkeit, Erbrechen, Verbrennungen.
   Spätschäden können sein: Leukämie, Krebs.
   Teratogene Schäden: Schädigung des Embryos
2. Um das Gewebe zu schützen, da die Strahlen von der Folie absorbiert werden.
   Zur Bildverbesserung, da die Röntgenstrahlen, die den Film zusätzlich von rückwärts belichten könnten, abgefangen werden.
3. Zur Erkennung von Approximalkaries, Sekundärkaries, überstehenden Kronenrändern. Auf dieser Aufnahme sind die Zahnkronen von OK und UK abgebildet.

Verwaltung

Telefonnotiz

Datum: 25.03. d. J.

Name: Labor Klaus Müller

Tel. Nr.: 040 808880

Betreff: Patient Egon Lehmann
bittet um Rückruf

Unterschrift: Susanne Müller

LF 10: Lösung Fall 2

ZBA

Arbeitsschritt	Instrumente	Material
Begrüßung des Patienten	–	–
Patienten ins Behandlungszimmer begleiten und für die Behandlung vorbereiten	–	Tuch, Kette
	Grundbesteck	Wasserglas
Begrüßung durch den Zahnarzt	–	–
Betäubung	Injektionsbesteck	Anästhetikum
Offene Kürettage		
Schleimhautschnitt	Skalpell	–
Abklappen des Muco-Periost-Lappens bzw. des Schleimhaut-Lappens, um unter Sicht die Wurzeloberfläche zu behandeln	Raspatorium	–
Halten des Muco-Periost-Lappens	Wundhaken nach Langenbeck	–
Entfernen der subgingivalen Konkremente	Scaler	–
Glätten der Wurzeloberflächen = Rootplaning	Feilen	–
Weichteilkürettage	Gewebeschere Skalpell, Küretten	–
Absaugen	chirurgischer Sauger	–
Spülung	Spritze	isotonische NaCl-Lösung Wasserstoffperoxid
Zurückklappen der Schleimhaut		
Verschluss der Wunden durch interdentale Nähte	Nadelhalter Nadel Nahtmaterial chirurgische Pinzette Schere	–
Vorbereitung für Zahnfleischverband	Wundverbandmaterial	Schale mit warmem Wasser

Wundverband erwärmen und auf die Wunden bringen.
Patienten in Sitzstellung bringen, Tuch abnehmen, Termin für Nachbehandlung vereinbaren, verabschieden und aus dem Zimmer begleiten.

Abrechnung

0010, Ä1, 7x 4050, 28x 1040, 7x 4025, 4020, 9x Ä5000, 4000, 4x 4030, 2x 0100, 3x 4090, 4x 4100, 0500

Prophylaxe

In regelmäßigen Abständen sollte man eine PZR durchführen lassen. Es wird dabei nicht nur der Zahnstein entfernt. Zu dieser Behandlung gehört: vollständige Entfernung harter und weicher Zahnbeläge an den Zähnen und erreichbaren Wurzeloberflächen sowie die Reinigung der erreichbaren Zahnzwischenräume; Politur von Zahnkronen und sichtbaren Zahnwurzeloberflächen mit Polierinstrumenten und Polierpaste, Reinigung mit einem Pulverstrahlgerät, Fluoridierung und Anleitung zu richtiger Mundhygiene gehören ebenfalls dazu.

Röntgen

1. Es werden Einzelaufnahmen der gesamten bezahnten und unbezahnten Mundhöhle gemacht.
   - Vorteil: genauer Verlauf des Alveolarfortsatzes erkennbar
   - Nachteil: höhere Strahlenbelastung als bei einer OPG-Aufnahme
2. Sowohl Entwickler- als auch Fixierbäder werden in Kanistern gesammelt und von speziellen Unternehmen entsorgt. Sie dürfen auf keinen Fall in das häusliche Schmutzwasser gelangen.
3. Strahlenundurchlässige Materialien wie Kronen, Radixanker, Inlays werden hell dargestellt. Strahlentransparente Gewebe wie z. B. Zysten, Herde, Karies werden dunkel dargestellt.

Verwaltung

Fehler im Kassenbuch:

Zeile D ist falsch gebucht (unter Einnahme)

Zeile E ist falsch gebucht (unter Ausgabe)

Bestand Zeile D richtig: 90,40 EUR
Bestand Zeile E richtig: 100,40 EUR

LF 11: Lösung Fall 1

Begrüßung der Patientin und ihrer Mutter, beide ins Behandlungszimmer begleiten.

ZBA

Individualprophylaxe soll der Vorbeugung von Karies und Erkrankungen der Mundhöhle dienen. Durch Aufklärung sollen die Patienten dazu gebracht werden, ihre Mundhygiene zu verbessern. Das IP-Programm = Individualprophylaxeprogramm für Jugendliche zwischen 6 und 18 Jahren wird von den Krankenkassen übernommen und läuft über 3 Jahre.

Das Programm läuft in verschiedenen Schritten ab. In der ersten Phase wird ein Mundhygienestatus aufgenommen, um die Ausgangssituation über die Pflege und den Zustand der Zähne und der Mundhöhle festzuhalten. Dazu gehören entweder:

API = Approximalraum-Plaque-Index, der etwas darüber aussagt, ob Plaque (Zahnbeläge) vorhanden ist. Er sagt aber nur etwas darüber aus, ob der Patient **heute** seine Zähne geputzt hat. Die Zähne werden vorher angefärbt, um die Plaque sichtbar zu machen.

Oder:

SBI = Sulcus-Blutungsindex, er zeigt an, ob das Zahnfleisch bei Berührung, z. B. mit einer Sonde, anfängt zu bluten. Er sagt etwas darüber aus, ob der Patient über einen längeren Zeitraum seine Zähne nicht geputzt hat.

Es erfolgt eine Aufklärung über gesunde Ernährung, sowie Aufklärung über Ursachen für die Entstehung von Karies und Parodontalerkrankungen.

Der Patient wird in richtiger Zahnputztechnik unterwiesen. Zu der Behandlung gehören noch Fluoridierung der Zähne und Versiegelung der kariesfreien Molaren (6-er und 7-er). Alle Leistungen werden alle 6 Monate von der Krankenkasse übernommen.

Abrechnung

Die Pflege muss verbessert werden.

$$API = \frac{\text{Summe der ermittelten Plaquestellen} \times 100}{\text{Anzahl der Messpunkte}}$$

Abrechnung

Kassenzahnärztliche Vereinigung Schleswig-Holstein
Körperschaft des öffentlichen Rechts

KZV

Patient: Neumann, Bettina
Arzt: Dr. Zahn
Behandlungsbeginn: 18.03.01.J.
ZMF: Frau Meier

Mundhygiene-Status

SBI / API

(Eintragungen im API-Bereich:
I palatinal / II buccal:
Zahn 2: − / −
Zahn 3: + / +
Zahn 4: + / +
Zahn 5: + / +

IV buccal / III lingual:
Zahn 5: + / +
Zahn 4: + / +
Zahn 3: − / +
Zahn 1: − / −)

ERGEBNISSE

DATUM	SITZUNG	SBI %	API %
18.03	1		55
	2		
	3		
	4		
	5		

Hinweise, empfohlene Putzmethode: nach Bass

Bemerkungen

Prophylaxe

Die Zahnbürste in einem Winkel von 45 Grad so auf den Zähnen anlegen, dass die Borstenflächen je zur Hälfte Zahn und Zahnfleisch berühren. Mit kurzen Rüttelbewegungen die Bürste hin- und herbewegen. Der Bürstenkopf soll diese Position nicht verlassen. Die Borsten rutschen dabei in die Interdentalräume und lockern den Zahnbelag. Ca. 6-mal wiederholen, dann den Bürstenkopf so drehen, dass sich das Borstenfeld vom Zahnfleisch weg zur Kaufläche bewegt, so werden die Speisereste ausgewischt; bei falscher Handhabung werden die Speisereste in den Zahnzwischenraum geschoben.

Röntgen

1. 11 Jahre bis zur Vollendung des 18. Lebensjahres und 10 Jahre = 21 Jahre müssen die Röntgenaufnahmen aufbewahrt werden.
2. Die UK-Bezugslinie erhält man, indem der Patient das Kinn so weit anhebt, dass die gedachte Linie von der Kinnfurche zum Ohrläppchen parallel zum Boden verläuft.
   OK: den Patienten so setzen, dass die gedachte Linie von der Nasenunterkante zur Ohröffnung parallel zum Boden verläuft. In beiden Fällen trifft die Senkrechte, die vom äußeren Augenwinkel auf diese Linie gefällt wird, auf die 6-er.
3. Kühl, trocken, dunkel.

Verwaltung

Der Ausbildungsvertrag regelt: Dauer der Ausbildung, zwischen wem der Vertrag geschlossen wird, Urlaubsanspruch, Ausbildungsvergütung, Arbeitszeit.

Unterschrieben wird der Vertrag vom Ausbilder, der Auszubildenden, bei Nichtvolljährigen zusätzlich vom Erziehungsberechtigten.

Eingetragen wird der Ausbildungsvertrag in die Ausbildungsrolle bei der ZÄK.

LF 11: Lösung Fall 2

ZBA

Durch regelmäßige Zahnpflege, Zähneputzen, Gebrauch von Zahnseide, Interdentalbürsten oder Zahnhölzern soll vermieden werden, dass sich Zahnbeläge an den Zähnen und Zahnzwischenräumen absetzen. Bei nicht regelmäßiger Entfernung dieser Beläge kommt es zu Bildung von Bakterien (Milchsäurebakterien), die in der Lage sind, den Zahnschmelz anzugreifen. Es kommt nicht nur zur Bildung von Belägen, die Bakterien greifen auch das Zahnfleisch an. Folge: Zahnfleischentzündung, Taschenbildung.
Karies entsteht, wenn folgende Faktoren zusammentreffen:
Wirt = Zahn
Substrat = Nahrung
Mikroorganismen = Bakterien
Zeit = Einwirkungsdauer auf den Zahn
D. h. Mikroorganismen, die nicht entfernt werden, setzen sich bei vorhandenem Substrat auf dem Zahn fest. Je länger die Mikroorganismen einwirken, umso größer ist der Schaden, den sie hervorrufen.

Fluoridierung:

Arbeitsschritt	Instrumente	Material
Zähne trocknen	Multifunktionsspritze	Luft
Fluor auftragen	individuell hergestellter Kunststofflöffel	Fluorpräparat
Fissurenversiegelung		
Kofferdam anlegen	Kofferdamrahmen, Spanngummi, Lochstanze, Kofferdamklammern, Klammernzange zum Aufsetzen der Kofferdamklammern	–
Reinigen der Zähne	Winkelstück, Polierer	Polierpaste
Abspülen/Trocknen der Zähne	Multifunktionsspritze	Wasser/Luft
Anätzen der Kauflächen	Pinsel	Ätzgel
Abspülen des Ätzgels	Multifunktionsspritze	Wasser
Trocknen der Kauflächen	Multifunktionsspritze	Luft
Auftragen des Kunststoffs	Pinsel	Kunststoff
Aushärtung	Polimerisationslampe	–

Versiegelte Zähne müssen regelmäßig kontrolliert werden, da sich die Versiegelung abkaut.

Abrechnung

1000, 1010, 2x 1020, 16x 2000, 4x 2040

Hygiene

Unter Hygiene versteht man die Erhaltung und Förderung der Gesundheit zur Vermeidung von Krankheiten. Wichtige Bereiche der Hygiene sind z. B. Umwelthygiene, Sozialhygiene, Psychohygiene.

Röntgen

1. Fingerabdrücke: Der Film wurde beim Auspacken auf der Schichtfläche angefasst.
   Helle Flecke mit dunklem Rand: Während der Entwicklung waren Luftbläschen auf der Oberfläche.
   Grauschleier: Filmmaterial zu alt oder defekte Dunkelkammerleuchte.
2. – 10 Jahre
   – 2 Jahre
   – 30 Jahre
3. Der Kontrollbereich ist ein Sicherheitsbereich von 1,5 m um das Röntgengerät. Während der Röntgenaufnahme darf sich nur der Patient in diesem Bereich aufhalten, sonst niemand.

Verwaltung

Es kommt ein Behandlungsvertrag zustande. Die betroffenen Parteien sind der Zahnarzt und der Patient. Der Zahnarzt muss nach den Richtlinien der zahnärztlichen Kunst behandeln, es wird aber kein Erfolg versprochen. Der Patient muss die in Anspruch genommene Behandlung bezahlen.

LF 12: Lösung Fall 1

ZBA

Arbeitsschritt	Instrumente	Material
Begrüßung des Patienten	–	–
Patienten ins Sprechzimmer begleiten und für die Behandlung vorbereiten	–	Tuch, Klemme Wasserglas
Begrüßung durch den Zahnarzt	–	–
Für die allgemeine Behandlung	Grundbesteck	–
OK- und UK-Abdruck für die Provisorien	OK- und UK-Abformlöffel	Alginat Anmischbecher, -spatel Messbecher für Pulver und Wasser
Betäubung	Injektionsbesteck	Anästhetikum
Bestimmen der Zahnfarbe	Farbskala	Spiegel für den Patienten
Für die Präparation	Turbine und torpedoförmiger Schleifer	–
Absaugen	Sauger, Saugkanüle	–
Legen von Retraktionsfäden vor der Abformung	Fadenleger	Retraktionsfäden
Doppelmischabformung: Entfernen der Retraktionsfäden	zahnärztliche Pinzette	–
Füllen des Abformlöffels mit festem Silikon, Umspritzen der Stümpfe mit dünnfließendem Silikon und Aufbringen des dünnfließenden Materials auf den gefüllten Abformlöffel	Spritze	Silikon fest Anmischblock, -spatel Silikon dünnfließend
Beide Materialien werden also gleichzeitig zur Abformung in den Mund gebracht.		
Nach der Aushärtung Entnahme des Abformlöffels		
Abspülen und Desinfektion	Wasser und Desinfektionsmittel	–
Vorbereitung der Alginatabdrücke für die Herstellung der Provisorien	Skalpell oder Linolmesser zum Ausschneiden der Abdrücke	–
Säuberung der Abdrücke	Multifunktionsspritze	Luft
Anmischen des Materials		Kunststoff, Anmischbecher, -spatel, Pulver Flüssigkeit
Einbringen des Materials für Provisorien in den Alginatabdruck, nach Aushärtung	Heidemannspatel	–
Entnahme der Provisorien		
Ausarbeitung der Provisorien	Handstück, Schleifer oder Steinchen	–
Einprobe der Provisorien	–	–
Festsetzen der Provisorien	Heidemannspatel	z. B. Tempbond, Scutabond Anmischplatte oder -block, Anrührspatel
In einer späteren Sitzung: Einsetzen der Kronen	Grundbesteck	–
Abnahme der Provisorien	Kronenabnehmer Sonde	–
Reinigen/Trocknen der Stümpfe	Multifunktionsspritze	Wasser/Luft
Festsetzen der Kronen	Heidemannspatel	z. B. Phosphatzement Carboxylatzement Glasionomerzement Anmischplatte, -spatel
Kontrolle der Bisshöhe	Millerpinzette	Blaupapier

Abrechnung

Erfassungsschein: 01, 41a, 40
HKP: 20b, 20c, 2x 19
Festzuschuss: 1.1; 1.2; 1.3

Hygiene

Sterilisierte Instrumente können in Sterilgutbehältern, Klarsichtsterilisationsverpackungen oder Sterilisationspapier aufbewahrt werden. Lagerung nach der Sterilisation max. 6 Monate, wenn die Lagerung ordnungsgemäß erfolgt. Danach muss das Material neu verpackt und wieder sterilisiert werden.

Röntgen

1. Vakuumglasröhre, umgeben von einem Bleimantel. In der Röhre befinden sich die Kathode mit dem Glühfaden und die Anode mit der Wolframscheibe. Ein Strahlenaustrittsfenster für den Durchlass der Röntgenstrahlen ist vorhanden.
2. Der Hersteller bzw. der Lieferant in Verbindung mit dem TÜV.
3. – Begrenzung des Aufenthaltes in Röntgenräumen
   – Einhaltung des Abstandes
   – Schutz vor unbeabsichtigter Röntgenstrahlung durch Tragen von Schutzkleidung (Bleischürze) oder durch ausreichende Abschirmung

Verwaltung

SEPA-Überweisung/Zahlschein

Name und Sitz des überweisenden Kreditinstituts: Postbank Hamburg
BIC: EURO7E25P3H

Nur für Überweisungen in Deutschland, in andere EU-/EWR-Staaten und in die Schweiz, sowie nach Monaco in Euro.

Angaben zum Zahlungsempfänger: OTTO-VERSAND HAMBURG
IBAN: DE32 2004 0000 0175 8513 89
BIC des Kreditinstituts: EURODE66HAM
Betrag: 167,80
Kunden-Referenznummer: RN 5708 d.J.
Angaben zum Kontoinhaber/Zahler: SCHULZ SABINE
IBAN: DE24 2011 0020 0123 456789   08
Datum: 14.11.d.J.
Unterschrift: S. Schulz

LF 12: Lösung Fall 1

LF 12: Lösung Fall 2

ZBA

Arbeitsschritt	Instrumente	Material
Begrüßung des Patienten	–	–
Patienten ins Sprechzimmer begleiten und für die Behandlung vorbereiten	–	Tuch, Klemme Wasserglas
Begrüßung durch den Zahnarzt	–	–
Für die Behandlung	Grundbesteck	
Abdruck für Provisorien	OK-Abformlöffel	Alginat, Anmischbecher und -spatel, Messbecher für Wasser und Pulver
Abdruck für Gegenbiss	UK-Abformlöffel	
Betäubung	Injektionsbesteck	Anästhetikum
Zahnfarbe bestimmen	Farbskala	Spiegel für den Patienten
Präparation der Zähne	Turbine, torpedoförmiger Schleifer	–
Präparation der Kavität an Zahn 11	Winkelstück und Rosenbohrer	
Absaugen	Sauger, Saugkanüle	–
Trocknen der Kavität	Multifunktionsspritze	Luft
Einbringen der parapulpären Stifte	Winkelstück und Dentinbohrer	parapulpäre Stifte
Aufbaufüllung	Heidemannspatel	z. B. Glasionomerzement Kapselmaterial und Mischgerät
Nach Aushärtung Präparation des Stumpfes	Turbine und torpedoförmiger Schleifer	–
Retraktionsfäden legen zur Darstellung der Präparationsgrenze	Fadenleger	Fäden
OK 1. Abformung für Kronen	OK-Abformlöfffel	Silikon fest und Härter Anmischblock, -spatel
Nach dem Aushärten und Entnahme aus dem Mund:		
Abnahme der Retraktionsfäden	zahnärztliche Pinzette	–
Ausschneiden des Erstababdruckes	Skalpell Linolmesser	–
Reinigung des Vorabdruckes	Multifunktionsspritze	Luft
Einbringen des Materials für Korrekturabformung	Heidemannspatel	Silikon dünnfließend
Nach Aushärtung:		
Abspülen/Desinfektion des Werkstückes	–	Wasser Desinfektionsmittel
Vorbereitung des Alginatabdruckes für die Provisorien durch Ausschneiden	Skalpell Linolmesser	–
Reinigen des Abdruckes	Multifunktionsspritze	Luft
Einbringen des Materials für die Provisorien	Heidemannspatel	Kunststoff, Anmischbecher und -spatel, Pulver, Flüssigkeit
Nach Aushärtung Ausarbeiten der Provisorien	Handstück, Schleifer oder dergl.	–
Einsetzen der Provisorien	Heidemannspatel	z. B. Scutabond, Tempbond, Anmischplatte, -spatel

Den Patienten verabschieden und Terminvereinbarung für die Eingliederung der Kronen treffen.

Arbeitsschritt	Instrumente	Material
Einsetzen der Kronen: Abnahme der Provisorien	Grundbesteck Kronenabnehmer Sonde	–
Reinigung und Trocknen der Stümpfe	Multifunktionsspritze	Wasser/Luft
Trocknung des Arbeitsfeldes	zahnärztliche Pinzette	Watterollen
Aufsetzen der Kronen 11, 23	Heidemannspatel	z. B. Phosphatzement Carboxylatzement Anmischplatte, -spatel
Aufsetzen der Veneersverblendschale, Trocknung des Zahnes	Multifunktionsspritze	Luft

Arbeitsschritt	Instrumente	Material
Anätzen des Zahnes	Pinsel	Ätzgel
Abspülen/Trocknen des Zahnes	Multifunktionsspritze	Wasser/Luft
Auftragen von Primer, Bonding	Pinsel	Kunststoff
Aushärten	Polimerisationslampe	–

Abrechnung

001, Ä1, 6x 009, 218, 3x 213 und Materialkosten für 3 Stifte, 203, 2x 221, 222, 3x 227

Hygiene

Jedes Werkstück muss sofort nach der Entnahme aus dem Mund unter fließendem Wasser abgespült werden. Anschließend erfolgt die Desinfektion entweder in einem Tauchbad oder durch Sprühdesinfektion, diese muss jedoch in einem geschlossenen Behälter erfolgen. Bei getragenem Zahnersatz ist eine zusätzliche Behandlung mit Ultraschall zweckmäßig. Nach der Desinfektion des Werkstücks muss es mit besonderen Mitteln oder Leitungswasser gründlich abgespült werden.

Röntgen

1. Blei verfügt über eine große Dichte und hält daher Röntgenstrahlen zurück = Absorption.
2. Sie muss mindestens 18 Jahre alt sein, nachweisen, dass sie die Röntgenbefähigung = Röntgenschein besitzt. Sie muss vom Zahnarzt dazu beauftragt worden sein.
3. Durch den Tubus werden Streustrahlen abgefangen. Er ermöglicht ein besseres Ausrichten des Zentralstrahls und sorgt für einen festen Fokus-Haut-Abstand.

Verwaltung

Ein Kaufvertrag wird immer von 2 Parteien geschlossen, dem Verkäufer und dem Käufer. Er kann schriftlich, durch Unterschrift beider Parteien oder durch Bezahlung und Übergabe der Ware zustande kommen. Der Käufer verpflichtet sich, die Ware anzunehmen und zu bezahlen. Der Verkäufer verpflichtet sich, die Ware zu liefern und sie dem Käufer zu übereignen.

LF 12: Lösung Fall 3

ZBA

Arbeitsschritt	Instrumente	Material
Begrüßung des Patienten	–	–
Patienten ins Sprechzimmer begleiten und für die Behandlung vorbereiten	–	Tuch, Klemme Wasserglas
Begrüßung durch den Zahnarzt	–	–
Für die Behandlung	Grundbesteck	–
OK-Gegenbiss	Abformlöffel für OK	Alginat, Anmischbecher und -spatel, Messbecher für Wasser, Pulver
UK-Abdruck für Provisorien	UK-Abformlöffel	
Farbbestimmung	Farbskala	Spiegel für den Patienten
Betäubung	Injektionsbesteck	Anästhetikum
Für die Präparation	Turbine und torpedoförmiger Schleifer	–
Absaugen	Sauger, Saugkanüle	–
Vorbereitung Zahn 34 zur Aufnahme eines Radixankers	Winkelstück und Kanalaufbereiter	Radixanker
Festsetzen des Ankers	Winkelstück und Lentulo	z. B. Phosphatzement Anmischplatte, -spatel
Trocknen der Stümpfe	Multifunktionsspritze	Luft

Vorbereitung für die Hydrocolloidabformung:

Benötigt wird ein 3-Kammersystem.
Abformmasse 10 Minuten bei 100 Grad kochen, dann bei 65 Grad bis zur Abformung aufbewahren. In den Abformlöffel füllen und in dem dritten Wasserbad bis auf ca. 45 Grad abkühlen, dann aus dem Wasserbad nehmen, den Wasserfilm vorsichtig von der Abdruckmasse abstreifen, an die Wasserkühlung anschließen und in den Mund einbringen. Nach dem Abkühlen den Abdruck aus dem Mund entfernen, abspülen, desinfizieren und sofort ausgießen.

Arbeitsschritt	Instrumente	Material
UK-Hydrocolloidabformung	Abformlöffel für Hydrocolloidabformung	Hydrocolloidabformmaterial
	Doppelwandiger Abform-Löffel mit Zuleitung und Abfluss von Kühlwasser	–
UK-Alginatabdruck für die Provisorien vorbereiten	Skalpell Linolmesser	–
Reinigen	Multifunktionsspritze	Luft
Mit Material für Provisorien füllen	Heidemannspatel	Kunststoff, Anmischbecher, Pulver, Flüssigkeit
Nach dem Aushärten:		
Provisorien entnehmen und beschleifen	Handstück und Schleifer oder dergl.	–
Einsetzen der Provisorien	Heidemannspatel	z. B. Tempbond, Scuta-Bond, Anmischplatte und -spatel

Terminvereinbarung für Eingliederung der Kronen treffen, Patienten verabschieden und entlassen.

Arbeitsschritt	Instrumente	Material
In einer weiteren Sitzung:		
Provisorien entfernen	Kronenabnehmer, Sonde	–
Stümpfe reinigen und trocknen	Multifunktionsspritze	Wasser/Luft
Trocknen des Arbeitsfeldes	zahnärztliche Pinzette	Watterollen
Einsetzen der Kronen	Heidemannspatel	z. B. Phosphatzement Carboxylatzement Anmischplatte, -spatel

Abrechnung

Erfassungsschein: Ä1, Ä925a, 41a
HKP: 18a, 2x 19; Festzuschuss: 2x 1.1; 1.3; 1.4
GOZ: 2x 221 (Eurobetrag × Faktor)

Hygiene

Überprüfung der Funktionstüchtigkeit durch Einlegen von Sporenpäckchen in den Sterilisator, dies soll 2-mal im Jahr erfolgen. Jeweils 3 Sporenpäckchen (vorne, Mitte, hinten) werden je Tablett mitsterilisiert. Die Sporenpäckchen erhält man vom Hygieneinstitut. Anschließend werden sie zum Hygieneinstitut eingeschickt und dort bebrütet und ausgewertet, um zu sehen, ob alle Sporen abgetötet wurden. Ist das nicht der Fall, muss der Sterilisator überprüft werden und eine erneute Prüfung des Gerätes erfolgen.

Röntgen

1. Der Röntgenfilm ist mit einer Lasche versehen, auf die der Patient beißt. Der Film liegt senkrecht zur Zahnreihe.
2. Der intraorale Röntgenfilm hat auf der Verpackung eine Markierung, die auf dem Film als Delle zu erkennen ist. Beim Einlegen des Filmes in den Mund liegt die Markierung immer koronal.
3. Ein Atom besteht aus dem Atomkern mit Protonen und Neutronen. Auf Schalen um den Kern bewegen sich Elektronen.

Verwaltung

$$\frac{148{,}40 \times 4}{100} = 5{,}94 \text{ EUR}$$

Die Ersparnis beträgt 5,94 EUR.

LF 12: Lösung Fall 4

ZBA

Arbeitsschritt	Instrumente	Material
Begrüßung des Patienten	–	–
Patienten ins Sprechzimmer begleiten und für die Behandlung vorbereiten	–	Tuch, Klemme Wasserglas
Begrüßung durch den Zahnarzt	–	–
Für die Behandlung	Grundbesteck	
Farbbestimmung	Farbring	Spiegel für den Patienten
OK-Abdrücke für Provisorien und für individuellen Abformlöffel	OK-Abformlöffel	Alginat, Messbecher für Wasser und Pulver, Anmischbecher, -spatel
UK-Abformung für Gegenbiss	UK-Abformlöffel	s. OK
Betäubung	Injektionsbesteck	Anästhetikum
Präparation Zahn 24	Turbine und torpedoförmiger Schleifer	–
Entfernen der alten Amalgamfüllung an Zahn 16	Turbine und flammenförmiger Schleifer	–
Präparation der Kavität für die Aufbaufüllung	Winkelstück und Rosenbohrer	–
Setzen der parapulpären Stifte	Winkelstück und Dentinbohrer	parapulpäre Stifte
Anlegen der Matrize	Ringbandmatrize	–
Trocknen der Kavität	Multifunktionsspritze	Luft
Einbringen des Füllmaterials	Heidemannspatel Kugelstopfer	z. B. Phosphatzement Anmischplatte, -spatel Glasionomerzement Kapselmaterial und Mischgerät
Entfernen der Matrize	–	–
Absaugen	Sauger, Saugkanüle	–
Präparation des Zahnes 16	Turbine, flammenförmiger Schleifer	–
Verlängerung des Abformlöffels	OK-Abformlöffel	Kerr
Abformung der Stümpfe 16, 24	OK-Abformlöffel	Silikon fest, Silikon dünn Anmischblock, -spatel
Umspritzen der Stümpfe bei Doppelmischabformung	Spritze	Silikon dünnfließend
Nach dem Aushärten: Abspülen/desinfizieren	Entnahme aus dem Mund	Wasser/Desinfektionsmittel
Vorbereitung für die Provisorien: Ausschneiden des Alginatabdrucks	Skalpell Linolmesser	–
Reinigen	Multifunktionsspritze	Luft
Einbringen des Materials für die Provisorien	Heidemannspatel	Kunststoff, Mischbecher Spatel, Pulver, Flüssigkeit
Ausarbeiten der Provisorien	Handstück, Diamant oder dergl.	–
Einsetzen der Provisorien	Heidemannspatel	z. B. Tempbond, Scutabond, Anmischplatte und -spatel
In der nächsten Sitzung: Eingliederung der Kronen Abnahme der Provisorien	Grundbesteck Kronenabnehmer Sonde	
Reinigen/Trocknen der Stümpfe	Multifunktionsspritze	Wasser/Luft
Einprobe der Kronen	–	–
Einsetzen der Kronen	Heidemannspatel	z. B. Phosphatzement Carboxylatzement Anmischplatte, -spatel oder Glasionomerzement

Arbeitsschritt	Instrumente	Material
Danach: Abformung mit individuellem Abformlöffel	OK- indiv. Abformlöffel	Silikon dünnfließend
Bissnahme	OK-Bisswall, Wachsmesser Flamme	–
Nachfolgende Sitzungen: Wachseinprobe, Kontrolle Zahnfarbe, Bisshöhe Eingliederung der Prothese Kontrolle Artikulation, Okklusion	Millerpinzette	Blaupapier

Abrechnung

Erfassungsschein: Ä1, 2x 40, 13b und 6001 und Materialkosten für 3 parapulpäre Stifte
HKP: 2x 19, 20a, 20b, 2x98a, 96b, 98g, 98h/2,
Festzuschuss: 2x 1.1; 1.3; 3.1

Hygiene

- Desinfektion bzw. Sterilisation gebrauchter Instrumente
- Desinfektion von Arbeitsflächen, Stuhl, Einheit
- regelmäßige Desinfektion der Absauganlage
- regelmäßige Händedesinfektion, um eine Keimverschleppung zu verhindern

Röntgen

1. Mit zunehmendem Abstand von der Strahlenquelle vergrößert sich das Strahlenfeld, die Intensität der Strahlung nimmt ab. Die Bildqualität wird schlechter bzw. die Belichtungszeit muss erhöht werden.
2. Das Abstandquadratgesetz: Bei z. B. doppelter Entfernung ist die bestrahlte Fläche 4-mal so groß oder die Strahlenintensität beträgt nur noch ein Viertel der ursprünglichen Leistung.
3. Ausgleichsfilter, zur besseren Darstellung von Weichteilgewebe, durch weitere Abschwächung der Röntgenstrahlen.

Verwaltung

- sich mit dem Inhalt und dem Umgang des Notfallkoffers vertraut machen
- Zentraler Aufbewahrungsplatz, der jedem in der Praxis bekannt sein soll
- Regelmäßige Kontrolle des Inhalts auf Vollständigkeit und Haltbarkeit
- Medikamente im Kühlschrank aufbewahren

LF 12: Lösung Fall 5

ZBA

Arbeitsschritt	Instrumente	Material
Begrüßung des Patienten	–	–
Entgegennahme und Einlesen der Gesundheitskarte	Kartenlesegerät	–
Patienten ins Sprechzimmer begleiten und für die Behandlung vorbereiten	–	Tuch, Kette Wasserglas
Begrüßung durch den Zahnarzt	–	–
Eingehende Untersuchung	Grundbesteck	–
Röntgenaufnahme	Röntgengerät	Bleischürze Röntgenfilm 3 × 4 cm
Bestimmung der Zahnfarbe	Farbskala	Spiegel für den Patienten
OK-Abdruck für Gegenbiss	OK-Abformlöffel	Alginat, Messbecher
UK-Abdruck für Provisorien	UK-Abformlöffel	für Wasser/Pulver, Anmischbecher, -spatel
Betäubung	Injektionsbesteck	Anästhetikum
Präparation der Zähne 33, 35, 36	Turbine und torpedoförmiger Schleifer	–
Absaugen	Sauger, Saugkanüle	–
Trocknen der Stümpfe	Multifunktionsspritze	Luft
Abformung für Brückenersatz	UK-Abformlöffel	Silikon fest und dünnfließend
Doppelmischabformung		Anmischblock, -spatel
Nach Aushärtung Entnahme aus dem Mund	–	–
Abspülen und Desinfektion	–	Wasser, Desinfektionsmittel
Alginatabdruck für Provisorien ausschneiden	Skalpell Linolmesser	–
Reinigen	Multifunktionsspritze	Luft
Einbringen des Materials für Provisorien	Heidemannspatel	Kunststoff, Anmischbecher, -spatel, Pulver, Flüssigkeit
Nach Aushärtung Ausarbeiten der Provisorien	Handstück und Schleifer oder dergl.	–
Einsetzen der Provisorien	Heidemannspatel	z. B. Tempbond, Scutabond, Anmischplatte und -spatel
In weiteren Sitzungen:		
1. Abnahme der Provisorien	Kronenabnehmer	
	Sonde	–
Gerüsteinprobe		
Wiedereinsetzen der Provisorien	Heidemannspatel	z. B. Tempbond, Scutabond, Anmischplatte und -spatel
2. Erneute Abnahme der Provisorien		
Reinigen und trocknen der Stümpfe	Multifunktionsspritze	Wasser/Luft
Einsetzen der Brücke	Heidemannspatel	z. B. Phosphatzement Carboxylatzement Anmischplatte, -spatel oder Glasionomerzement
Bisskontrolle	Millerpinzette	Blaupapier

Abrechnung

Erfassungsschein: 01, 41a, Ä925a
HKP: 4x 19, 20a, 91a, 91b, 92
Festzuschuss: 1.1; 2.1; 2x 2.7
Da der Patient mehr als 10 Jahre regelmäßig in zahnärztlicher Behandlung war, erhält er einen Bonus von 30 % von seiner Krankenkasse.

Hygiene

Die Instrumente müssen gereinigt, dann erneut eingeschweißt und sterilisiert werden, oder sie müssen nach der Reinigung nur sterilisiert werden, bevor sie gelagert werden.

Röntgen

1. – Einzelzahnaufnahmen 2 × 3 cm
   – Standardgröße 3 × 4 cm
   – Aufbissaufnahmen 4 × 5 cm
   – Bissflügelaufnahmen 2,7 × 5,4 cm
   – OPG 15 × 30 cm
   – Fernröntgenaufnahmen 18 × 24 cm
2. Der Entwickler war zu alt, zu kalt, der Film unterbelichtet oder zu kurz entwickelt.
3. Trocken, kühl und dunkel

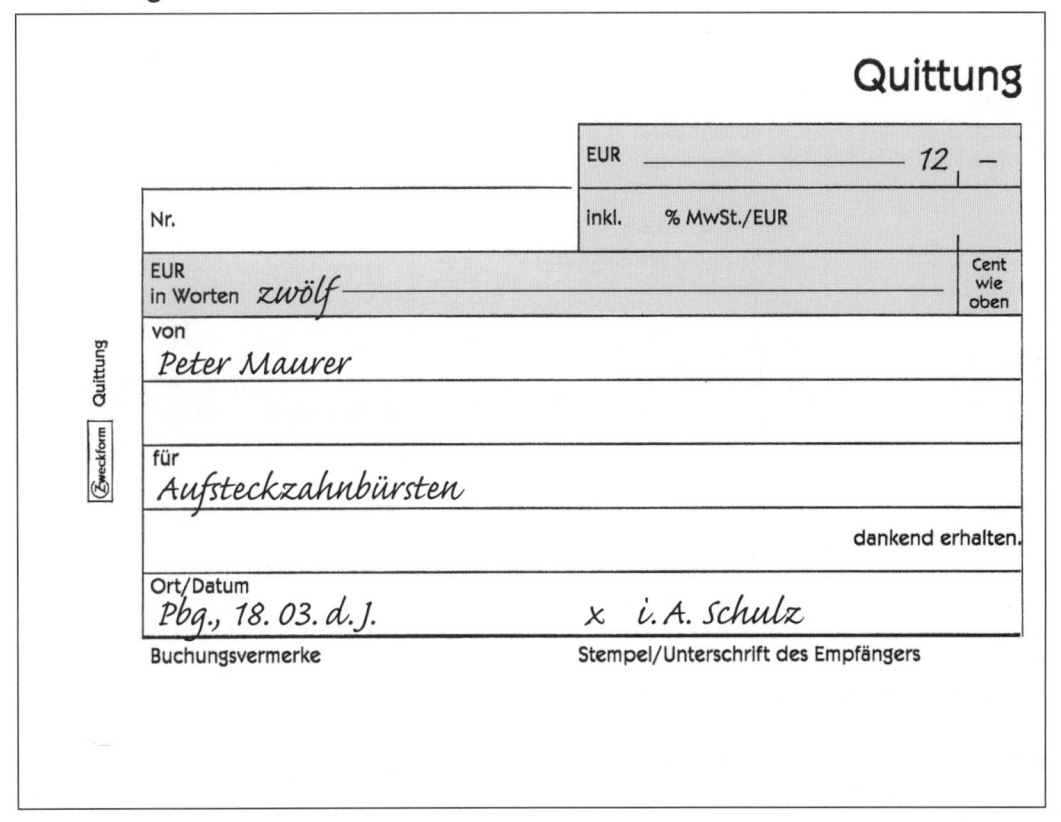

Verwaltung

Quittung

EUR 12,–

Nr. ___ inkl. ___ % MwSt./EUR

EUR in Worten: *zwölf* — Cent wie oben

von *Peter Maurer*

für *Aufsteckzahnbürsten*

dankend erhalten.

Ort/Datum *Pbg., 18. 03. d. J.*   x *i. A. Schulz*

Buchungsvermerke   Stempel/Unterschrift des Empfängers

LF 12: Lösung Fall 6

ZBA

Arbeitsschritt	Instrumente	Material
Begrüßung der Patientin	–	–
Patientin ins Sprechzimmer begleiten und für die Behandlung vorbereiten	–	Tuch, Klemme Wasserglas
Begrüßung durch den Zahnarzt	–	–
Farbbestimmung	Farbring	Spiegel für den Patienten
Behandlung	Grundbesteck	–
UK-Abdruck für Gegenbiss	OK und UK-Abformlöffel	Alginat, Messbecher für Wasser und Pulver
OK-Abdruck für Provisorien		Anmischbecher, -spatel
Betäubung	Injektionsbesteck	Anästhetikum
Präparation der Zähne	Turbine und torpedoförmiger Schleifer	–
Absaugen	Sauger, Saugkanüle	–
Legen von Retraktionsfäden zur Darstellung der Präparationsgrenze	Fadenleger	Fäden
OK: 1. Abdruck für Korrekturabformung	OK-Abformlöffel	Silikon fest Anmischblock, -spatel
Nach dem Aushärten und Entnahme aus dem Mund, Vorbereitung für den Korrekturabdruck	Ausschneiden der Septen mit Skalpell oder Linolmesser	–
Entfernen der Retraktionsfäden	zahnärztliche Pinzette	–
Reinigen des Abdrucks	Multifunktionsspritze	Luft
Einbringen des Abformmaterials für den 2. Abdruck	Heidemannspatel	Silikon dünnfließend
Danach Vorbereiten des Alginatabdrucks für die Provisorien und Abdruck	Ausschneiden mit Skalpell, Linolmesser	Kunststoff, Anmischbecher, Pulver, Flüssigkeit
Ausarbeitung der Provisorien nach Aushärtung und Entnahme aus dem Mund	Handstück und Diamant oder dergl.	–
Einsetzen der Provisorien	Heidemannspatel	z. B. Scutabond, Tempbond, Anmischplatte, -spatel

Abnahme des Tuches, Terminvereinbarung treffen, verabschieden und entlassen.

Arbeitsschritt	Instrumente	Material
In den folgenden Sitzungen: Abnahme der Provisorien		
Reinigung und Trocknen der Stümpfe	Multifunktionsspritze	Wasser, Luft
Gerüstelnprobe	evtl. Millerpinzette	Blaupapier
Dann Fertigstellung und Einsetzen der Brücke		
Nach Abnahme der Provisorien:	Kronenabnehmer	–
Reinigung und Trocknung der Stümpfe	Multifunktionsspritze	Wasser/Luft
Trocknung des Arbeitsfeldes	zahnärztliche Pinzette	Watterollen
Einsetzen der Brücke	Heidemannspatel	z. B. Phosphatzement Carboxylatzement Anmischplatte, -spatel
Entfernen von Zementüberschuss	Sonde	–
Bisskontrolle	Millerpinzette	Blaupapier

Die Korrekturabformung erfolgt in 2 Schritten. Zuerst die Vorabformung mit festem Abformmaterial, danach wird, nachdem der ausgehärtete Abdruck ausgeschnitten wurde, eine zweite Abformung mit einem dünnfließenden Material genommen.

Abrechnung

0010, Ä1, Ä5004, 4x 0090, 2030, 2210, 3x 5010, 2x 5070, 3x 5120, 2x 5140, 2270

Prophylaxe

Mit einem Speicheltest kann die Kariesanfälligkeit nachgewiesen werden. Die Speichelmenge bzw. Speichelfließrate spielt eine entscheidende Rolle bei der Erstverdauung der Nahrung in der Mundhöhle. Ist viel Speichel vorhanden, wird die Nahrung gut eingespeichelt und setzt sich nicht so stark an den Zähnen ab.
Bei dem Speicheltest sollen die Speicheldrüsen durch Kauen von Paraffin angeregt werden, Speichel zu produzieren. Der entstehende Speichel wird aufgefangen.
2 Teststreifen werden mit dem Speichel benetzt und dann in einen Brutschrank gestellt. Anhand des Wachstums der Bakterien Streptococcus mutans und der Lactobazillen kann festgestellt werden, wie groß das Kariesrisiko ist. Je mehr Bakterien gewachsen sind, umso größer ist die Gefahr an Karies zu erkranken.

Röntgen

1. Der Röntgenfilm besteht aus 7 Schichten. In der Mitte ist der Schichtträger, es folgen jeweils beidseitig: die Haftschicht, die lichtempfindliche Fotoschicht, die Schutzschicht.
2. Entwicklerbad, Zwischenwässerung, Fixierbad, Schlusswässerung
3. Patientendaten, was geröntgt wurde, Belichtungszeit, Belichtungsstärke, Datum

Verwaltung

Teil 1 ist für die Krankenkasse bestimmt.
Teil 2 erhält der Arbeitgeber.
Teil 3 verbleibt in der Praxis.
Teil 1 enthält die Diagnose, die der Arbeitgeber nicht erfahren soll.
Der Durchschlag muss 1 Jahr lang aufbewahrt werden.

LF 12: Lösung Fall 7

ZBA

Arbeitsschritt	Instrumente	Material
Begrüßung des Patienten	–	–
Entgegennahme und Einlesen der Gesundheitskarte	Kartenlesegerät	–
Patienten ins Sprechzimmer begleiten und für die Behandlung vorbereiten	–	Tuch, Kette Wasserglas
Begrüßung durch den Zahnarzt	–	–
Kurze Untersuchung und Beratung	Grundbesteck	–
Zahnfarbe bestimmen	Farbskala	Spiegel für den Patienten
Anatomische Abformung für die totale Prothese im OK sowie Abdruck für die Funktionsabformung	OK- und UK-Abformlöffel	Alginat, Messbecher für Wasser und Pulver, Anmischbecher, -spatel
UK-Abformungen für Provisorien und Funktionsabformung		
Präparation der Zähne	Turbine, torpedoförmiger Schleifer	–
Absaugen	Sauger, Saugkanüle	–
Abdruck für gefräste Konuskronen, umspritzen der Stümpfe	UK-Abformlöffel Spritze	Silikon fest und dünnfließend Anmischblock, -spatel
Abspülen und Desinfektion der Abdrücke		Wasser, Desinfektionsmittel
Abdruck für Provisorien vorbereiten		
Ausschneiden des Alginatabdruckes	Skalpell oder Linolmesser	
Reinigen/Trocknen des Abdruckes	Multifunktionsspritze	Wasser/Luft
Einfüllen des Materials für die Provisorien	Heidemannspatel	Kunststoff, Anmischbecher, -spatel, Pulver Flüssigkeit
nach Aushärtung, Ausarbeiten der Provisorien	Handstück und Schleifer oder dergl.	–
Einsetzen der Provisorien	Heidemannspatel	z. B. Scutabond, Tempbond, Anmischblock, -spatel

Entlassung und Verabschiedung des Patienten, Terminvereinbarung für Bissnahme, Wachseinprobe, Eingliederung.

In den folgenden Sitzungen:	Grundbesteck	–
Abnahme der Provisorien	Kronenabnehmer	–
Einprobe der Primärkronen		
Für die Bissnahme	Wachsmesser, Flamme	–

Bei der Bissnahme werden bei Anfertigung totaler Prothesen die Lippenschlusslinie, die Eckzahnlinie, die Lachlinie und die Nasenmittellinie eingezeichnet.

Funktionsabformungen	Funktionslöffel	Silikon dünnfließend
Wiedereinsetzen der Provisorien s. o.		
Wachseinprobe (Wachsaufstellung)	Wachsmesser Flamme	
Eingliederung:		
Abnahme der Provisorien	Kronenabnehmer	–
Reinigen/Trocknen der Stümpfe	Multifunktionsspritze	Wasser/Luft
Einsetzen der Primärkronen	Heidemannspatel	z. B. Phosphatzement Carboxylatzement Anmischplatte, -spatel
Eingliederung der Prothesen	–	–
Kontrolle der Bisshöhe	Millerpinzette	Blaupapier

Abrechnung

Erfassungsschein: Ä1
HKP: 3x 19, 3x 91d, 97a, 97b, 98b, 98c, 98e
Festzuschuss: 3x 3.2; 3x 4.7; 4.2; 4.3; 4.5

Hygiene

Man sollte sich unbedingt gegen Hepatitis B impfen lassen.
Es gibt die aktive Schutzimpfung = Impfung mit lebenden, abgeschwächten, abgetöteten Erregern oder deren Giften. Der Körper bildet selbstständig Antikörper, der Impfschutz hält länger an.
Bei der passiven Schutzimpfung werden dem erkrankten Körper Antikörper injiziert, der Impfschutz ist nur von kurzer Dauer.
Außerdem gibt es noch die Simultanimpfung. Dem Erkrankten werden gleichzeitig fertige Antikörper und Krankheitserreger gespritzt. Während die fertigen Antikörper der passiven Schutzimpfung wieder abgebaut werden, bildet der Körper eigene Antikörper.

Röntgen

1. Schutz vor rückwärtiger Streustrahlung, Schutz des Gewebes.
2. Die belichteten Silberbromidteilchen werden zu metallischem Silber umgewandelt.
3. Es war zu wenig Entwickler im Entwicklerbad.

Verwaltung

1. Schritt: Der Kunde kann Nachbesserung oder Nachlieferung verlangen.
2. Schritt: Ist die Nachbesserung fehlgeschlagen, kann der Kunde, wenn er die Ware nicht zurückgeben will, den Preis mindern.
3. Möglichkeit: Der Kunde tritt vom Kaufvertrag zurück und kann, bei entstandenem Schaden, Schadensersatz fordern.

LF 12: Lösung Fall 8

ZBA

Arbeitsschritt	Instrumente	Material
Begrüßung des Patienten	–	–
Patienten ins Behandlungszimmer begleiten und für die Behandlung vorbereiten	–	Tuch, Kette Wasserglas
Begrüßung durch den Zahnarzt	–	–
Symptombezogene Untersuchung und Beratung	Grundbesteck	
Farbbestimmung	Farbskala	Spiegel für den Patienten
OK-Abformung	OK-Abformlöffel für totale Prothese (Schreinemakerlöffel)	Alginat, Messbecher für Wasser und Pulver Anmischbecher, -spatel
OK- und UK-Abdrücke für Funktionsabformungen	s. o.	s. o.
Vorbereitung der Zähne 33, 43 zur Aufnahme von Wurzelstiftkappen	Winkelstück und Wurzelkanalaufbereiter	angussfähige Stifte
Abformung der präparierten Zähne	UK-Abformlöffel	Silikon fest und dünnfließend
Einsetzen der provisorischen Stiftkronen		Stifte und provisorische Kunststoffkronen und z. B. Tempbond Anmischpalette, -spatel

Verabschieden und Entlassen des Patienten nach Terminvereinbarung für die weitere Behandlung.

2. Sitzung:		
OK- und UK-Bissnahme	Wachsmesser, Flamme	
OK- und UK-Funktionsabformung	Funktionslöffel	Silikon dünnfließend
3. Sitzung		
OK- und UK-Wachseinprobe	Wachsmesser, Flamme Kontrolle Zahnfarbe Bisshöhe, Artikulation	
4. Sitzung		
Eingliederung der Wurzelstiftkappen	Winkelstück, Lentulo	z. B. Phosphatzement Carboxylatzement Anmischplatte, -spatel
Eingliederung der Prothesen Kontrolle der Bisshöhe	Millerpinzette	Blaupapier

Abrechnung

Ä1, Ä5, 0030, 2x 5030, 2x 5080, 5170, 5180, 5190, 5220, 5230, 2x 2280

Hygiene

Infektionen, die durch Lebensmittel übertragen werden: Salmonellen
Bissverletzungen durch Tiere: Tollwut
Infektionen, denen eine ZFA in der Praxis ausgesetzt ist:
Tröpfcheninfektion: Husten, Niesen, Aerosolwolke
Kontaktinfektion: bei Blutkontakt, z. B. bei Extraktionen
Schmutzinfektion: kontaminierte Instrumente

Röntgen

1. Die unbelichteten Silberbromidteilchen werden herausgelöst, das Bild wird haltbar gemacht.
2. Man unterscheidet intraorale und extraorale Röntgenaufnahmen.
3. Der Zentralstrahl trifft senkrecht auf die Horizontalebene des Zahnes.

Verwaltung

– keine langen Wartezeiten für den Patienten
– überschaubare Tagesplanung
– kein Leerlauf für den Zahnarzt
– kein Zeitdruck für den Zahnarzt

LF 12: Lösung Fall 9

ZBA

Arbeitsschritt	Instrumente	Material
Begrüßung des Patienten	–	–
Patienten ins Behandlungszimmer begleiten und für die Behandlung vorbereiten	–	Tuch, Kette
	Grundbesteck	Wasserglas
Begrüßung durch den Zahnarzt	–	–
OK- und UK-Abformung für Provisorien	OK- und UK-Abformlöffel	Alginat, Messbecher für Pulver und Wasser Anmischbecher, -spatel
Farbbestimmung	Farbring	Spiegel für den Patienten
Betäubung	Injektionsbesteck	Anästhetikum
Präparation der Zähne	Turbine und torpedoförmiger Schleifer	–
Kanalaufbereitung zum Einbringen des Ankers	Winkelstück und Kanalaufbereiter (liegt jeder Packung Anker bei)	–
Wurzelkanal reinigen/trocknen	Spritze	Wasserstoffperoxid/ Papierspitzen
Einbringen des konfektionierten Stiftes	Winkelstück und Lentulo	Stift und z. B. Phosphatzement, Anmischplatte, -spatel
Anlegen einer Matrize	Ringbandmatrize	–
Aufbaufüllung	Heidemannspatel Kugelstopfer	z. B. Glasionomerzement Anmischgerät und Kapselmaterial
Abnahme der Matrize	–	–
Präparation des Zahns	Turbine, torpedoförmiger Schleifer	–
Aufbaufüllung an Zahn 14	Winkelstück und Rosenbohrer	–
Präparation der Kavität		–
Trocknen der Kavität	Multifunktionsspritze	Luft
Anlegen der Matrize	Ringbandmatrize	–
Einbringen der Füllung	Heidemannspatel Kugelstopfer	z. B. Glasionomerzement s. o.
Nach Aushärten und Abnahme der Matrize, Präparation des Zahns	Turbine und torpedoförmiger Schleifer	–
Anlegen von Retraktionsfäden zur Darstellung der Präparationsgrenze	Fadenleger	Fäden
1. Abdruck	OK-Abformlöffel	Silikon fest Anmischblock, -spatel
Entfernen der Retraktionsfäden	zahnärztliche Pinzette	–
Ausschneiden des 1. Abdrucks	Skalpell	–
Korrekturabformung	Heidemannspatel	Silikon dünnfließend Wasser, Desinfektionsmittel
Abspülen und Desinfektion des ausgehärteten Abdrucks		
Ausschneiden des Alginatabdrucks für die Provisorien	Skalpell	–
Einbringen des Materials für die Provisorien	Heidemannspatel	Kunststoff, Pulver, Flüssigkeit, Anmischbecher, -spatel
Ausarbeiten der Provisorien	Handstück, Diamant oder dergl.	–
Einsetzen der Provisorien	Heidemannspatel	z. B. Scutabond, Tempbond, Anmischplatte, -spatel
In den nachfolgenden Sitzungen: 1. Gerüsteinprobe: dazu Abnahme der Provisorien 14–16 sowie UK		
UK-Bissnahme und Abformung	individueller Löffel Bisswall und Wachsmesser Flamme	Silikon dünnfließend
2. Wachseinprobe	Wachsmesser Flamme	–

ZBA

Arbeitsschritt	Instrumente	Material
3. Abnahme der Provisorien	Kronenabnehmer	–
Reinigen/Trocknen der Stümpfe	Multifunktionsspritze	Wasser/Luft
Trocknen des Arbeitsfeldes	zahnärztliche Pinzette	Watterollen
Eingliederung der Kronen/Brücke	Heidemannspatel	z. B. Phosphatzement
		Carboxylatzement
		Anmischplatte, -spatel
Eingliederung der Prothese		
Kontrolle Okklusion/Artikulation	Millerpinzette	Blaupapier

Abrechnung

0010, Ä1, 4x Ä5000, 0060, 003, 2x 0100, 4x 0090, 2195, 3x 2180, 3x 2270, 2x 5120, 5140, 2210, 4x 5010, 3x 5070, 2x 5080, 5170, 5210

Hygiene

Vorteile:
- Instrumente können ohne Vorbehandlung in den Thermodesinfektor
- gleichzeitig Desinfektion und Reinigung
- Zeitersparnis für das Personal
- Geringe Verletzungsgefahr
- Programm läuft automatisch ab, keine Anwendungsfehler

Nachteile:
- teuer in der Anschaffung
- Nur ausreichend korrosions- und temperaturbeständige Instrumente können in den Thermodesinfektor.
- Regelmäßige Wartung verursacht Kosten/Energiekosten.

Röntgen

1. Die Energiemenge gibt an, welche Strahlenmenge insgesamt auf den Körper einwirkt. Die Dosis gibt an, wie viel der aufgenommenen Energie je kg Körpergewicht zur Verfügung steht.
2. – durchdringen Materie
   - schwärzen photographische Schichten
   - sind für den Menschen unsichtbar
   - zerstören lebendes Gewebe
   - bringen bestimmte Substanzen zum Leuchten
   - haben ionisierende Wirkung
3. Die Blende filtert langwellige Strahlen heraus, die Streustrahlenbelastung wird verringert. Bei der Röntgenröhre liegt sie am Strahlenaustrittsfenster.

Verwaltung

- Schneller Zugriff auf Patientendaten
- weitgehend karteilose Patientendokumentation
- schnelle Quartalsabrechnung
- Erfassung von Praxisverwaltung, Statistik, Terminplanung, Dokumentation
- schnelles Erstellen von Heil- und Kostenplänen
- Freisetzung von Arbeitskapazität des Praxisteams durch vereinfachte und schnellere Verwaltungsarbeiten

LF 12: Lösung Fall 10

ZBA

Arbeitsschritt	Instrumente	Material
Begrüßung des Patienten	–	–
Entgegennahme und Einlesen der Gesundheitskarte	Kartenlesegerät	–
Patienten ins Behandlungszimmer begleiten und für die Behandlung vorbereiten	–	Tuch, Kette Wasserglas
Begrüßung durch den Zahnarzt	–	–
Eingehende Untersuchung	Grundbesteck	
Röntgen	Röntgengerät	Röntgenfilm 3 × 4 cm Bleischürze
Zahnfarbe bestimmen	Farbskala	Spiegel für den Patienten
Abdruck für OK-Gegenbiss	OK-Abformlöffel	
Abdruck für UK-Provisorien	UK-Abformlöffel	Alginat, Messbecher für Wasser, Pulver, Anmischbecher, -spatel
Abdruck für UK individuellen Abformlöffel	UK Abformlöffel	
Präparation der Zähne	Turbine, torpedoförmiger Schleifer	–
Absaugen	Sauger, Saugkanüle	
Trocknen der Stümpfe	Multifunktionsspritze	Luft
Einbringen des Abformmaterials	UK-Abformlöffel, Spritze, zum Umspritzen der Stümpfe	Silikon fest und dünnfließend Anmischblock, -spatel
Nach Aushärten und Entnahme aus dem Mund		
Abspülen und Desinfektion	–	Wasser Desinfektionsmittel
Vorbereitung des Alginatabdrucks durch Ausschneiden	Skalpell oder Linolmesser	–
UK-Abdruck reinigen	Multifunktionsspritze	Luft
Material einfüllen	Heidemannspatel	Kunststoff, Pulver Flüssigkeit Anmischbecher, -spatel
Ausarbeiten der Provisorien	Handstück und Diamant oder dergl.	–
Einsetzen der Provisorien	Heidemannspatel	z. B. Scutabond, Tempbond, Anmischplatte, -spatel

Entlassen des Patienten nach Terminabsprache für die nachfolgenden Behandlungen.

Folgesitzungen		
1. Abnahme der Provisorien	Kronenabnehmer	–
Einprobe der Primärkronen		
Bissnahme	Wachsmesser Flamme	Wachswall
Wiedereinsetzen der Provisorien s. o.		s. o.
2. erneute Abnahme der Provisorien s. o.		
Einsetzen der Primärkronen		
Abformung mit individuellem Abformlöffel	individueller Abformlöffel	Silikon dünnfließend
Primärkronen und Bisswall gehen ins Labor		
3. Wachseinprobe im UK	Wachsmesser Flamme	–

Arbeitsschritt	Instrumente	Material
4. Eingliederung der Primärkronen	Heidemannspatel	z. B. Phosphatzement Carboxylatzement Anmischplatte, -spatel
Eingliederung der Prothese Kontrolle der Okklusion/Artikulation	Millerpinzette	Blaupapier

Abrechnung

Erfassungsschein: 01, Ä925a, 2x 41a,
HKP: 2x 19, 2x 91d, 98a, 96c, 98g,
Festzuschuss: 2x 3.2; 2x 4.7; 3.1
Der Patient erhält einen Bonus von 20 %.

Hygiene

Hygienische oder chirurgische Händedesinfektion
Ablauf der chirurgischen Händedesinfektion:
- Waschen mit Flüssigwaschpräparat
- Abtrocknen mit Einmal- oder Einweghandtuch
- Desinfektion der Hände und Unterarme bis zu den Ellenbogen. Besondere Pflege von Fingerkuppen, Handballen, Nagelbett
Einwirkzeit des Herstellers beachten. Nicht bürsten.
- Anziehen der sterilen Handschuhe nur auf trockene Hände
- Nach der Behandlung Ausziehen der Handschuhe und hygienische Händedesinfektion durchführen.

Röntgen

1. Teratogene Schäden: Schädigung des Embryos
   Somatische Schäden: Schäden am Körper des bestrahlten Patienten wie Müdigkeit, Erbrechen, Haarausfall etc.
   Genetische Schäden: treten erst später auf (Schädigungen des Erbgutes).
2. Therapeutische Anwendungen: Röntgenbestrahlungen bei Erkrankungen
   Diagnostische Anwendungen: Festigung einer Diagnose, z. B. bei Frakturen, Klärung der appikalen Verhältnisse bei Zähnen etc.
3. Bei Erhöhung des Heizstromes werden vermehrt Elektronen freigesetzt.

Verwaltung

Barzahlung: Übergabe des Geldes
Halbbare Zahlung: Barscheck, der Schuldner muss ein Konto haben, der Gläubiger bekommt das Geld bar ausgezahlt.
Unbare Zahlung: Gläubiger und Schuldner müssen ein Konto haben. Die Bezahlung erfolgt durch Überweisung oder durch Übergabe eines Verrechnungsschecks.